养性延命录 新编

[南朝]陶弘景/著 王志和/改编

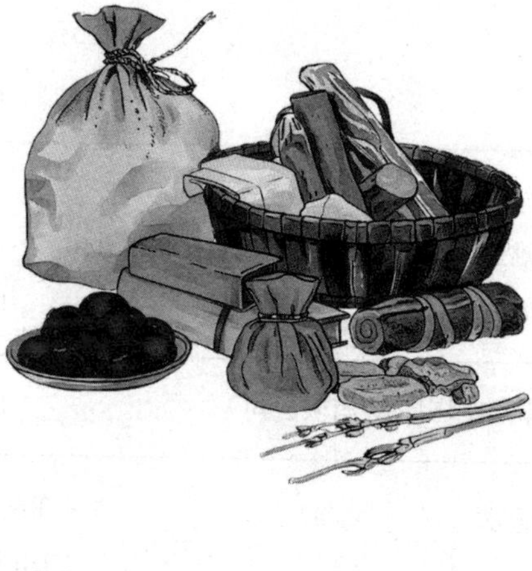

长江出版传媒
湖北科学技术出版社

图书在版编目(CIP)数据

养性延命录新编 /（南朝）陶弘景著 ; 王志和改编 . 武汉 : 湖北科学技术出版社, 2025. 6. -- ISBN 978-7-5706-4258-8

Ⅰ. R212

中国国家版本馆 CIP 数据核字第 20250L6D72 号

养性延命录新编

YANGXING YANMING LU XINBIAN

责任编辑：刘志敏

责任校对：王　璐　　封面设计：胡　博

出版发行：湖北科学技术出版社

地　　址：武汉市雄楚大街 268 号（湖北出版文化城 B 座 13—14 层）

电　　话：027-87679468　　邮　　编：430070

印　　刷：三河市富华印刷包装有限公司　　邮　　编：065200

---

880 毫米 ×1230 毫米　1/32　5.5 印张　109 千字

2025 年 6 月第 1 版　　2025 年 6 月第 1 次印刷

定　　价：69.00 元

前　言

《养性延命录》是一部汇集了中国古代养生智慧的重要典籍，内容涵盖了养生、饮食、起居、导引、服气等多个方面，旨在通过调和身心、顺应自然，达到延年益寿的目的。本书不仅继承了先秦以来的养生思想，还融入了道家、儒家、医家等多方面的理论，形成了独特的养生体系。书中所述的养生方法，既有理论指导，又有实践操作，适合不同年龄、不同体质的人群参考和应用。

本书的核心思想在于“养性”与“延命”。所谓“养性”，即通过修身养性，保持内心的平和与宁静，避免过度的情绪波动和欲望的干扰；而“延命”则是指通过合理的饮食、适度的运动、良好的作息，以及服气、导引等养生之术，增强体质，延缓衰老，达到延年益寿的目的。书中强调“形神兼养”，即既要注重调养身体，也要注重养护精神，二者相辅相成，缺一不可。

在当今社会，随着生活节奏的加快和工作压力的增加，越来越多的人开始关注健康与养生。然而，现代人往往过于依赖药物和医疗手段，忽视了自然养生的重要性。《养性延命录》为我们提供了一种回归自然、顺应天时的养生理念，提醒我们在追求健康的过程中，应当注重内外兼修，保持身心的平衡与和谐。

本书的内容丰富多样，既有对古代养生理论的深入探讨，也有具体的养生方法和实践指导。无论是饮食调理、起居作息，还是服气法、导引术，书中都提供了详细的说明和操作步骤。读者可以根据自身的实际情况，选择适合自己的养生方法，逐步改善体质，提高生活质量。

希望本书能够为广大读者提供有益的指导，帮助大家在繁忙的现代生活中找到一种健康、平衡的生活方式，享受美好人生。

目　录

序

夫禀气含灵，唯人为贵。人所贵者，盖贵为生。生者神[1]之本，形者神之具。神大用则竭，形大劳则毙。若能游心虚静[2]，息虑无为，服[3]元气于子[4]后，时导引[5]于闲室，摄养[6]无亏，兼饵[7]良药，则百年耆[8]寿，是常分也。

【注】

①神：精神。

②游心虚静：神游虚境，心无杂念。

③服：服从，顺从。

④子：子时。

⑤导引：古代养生术，与现代的保健体操类似。导，导气；引，引体。

⑥摄养：保养，调养。

⑦饵：服食，吃。

⑧耆：年老。古代称六十岁的人为"耆"。

如恣意以耽[1]声色[2]，役智[3]而图富贵，得丧恒切[4]于怀，躁挠[5]未能自遣，不拘礼度，饮食无节，如斯之流，宁免夭伤之患也。

【注】

①耽：沉溺，爱好而沉浸其中。

②声色：声色犬马，指歌舞和女色。

③役智：驱使心智。

④恒切：《养生类纂》中本句作“得丧萦于怀抱”。恒，长久；切，有牢记、萦绕的意思。

⑤躁挠：心情烦躁。

余因止观[1]微暇，聊[2]复披览《养生要集》[3]。其集乃前彦[4]张湛、道林之徒，翟平、黄山之辈，咸[5]是好事英奇，志在宝育。或鸠[6]集仙经真人寿考[7]之规，或得采彭铿老君长龄之术。上自农、黄[8]以来，下及魏、晋之际，但有益于养生及招[9]损于后患，诸本先皆记录。

【注】

①止观：止息一切外境与妄念，以清净之心观察事物。

②聊：姑且，暂且。

③《养生要集》：张湛撰写的养生专著。

④前彦：前代的贤人。

⑤咸：全，都。

⑥鸠：聚集，收集。

⑦考：老，年纪大。

⑧农、黄：神农、黄帝。

⑨招：招致，招引。

今略取要法，删弃繁芜，类聚篇题，分为上下两卷，卷有三篇，号为《养性延命录》。拟补助[①]于有缘，冀[②]凭缘以济物[③]耳。

【注】

①补助：补益。

②冀：希望。

③济物：济世助人。

上卷

教诫篇第一

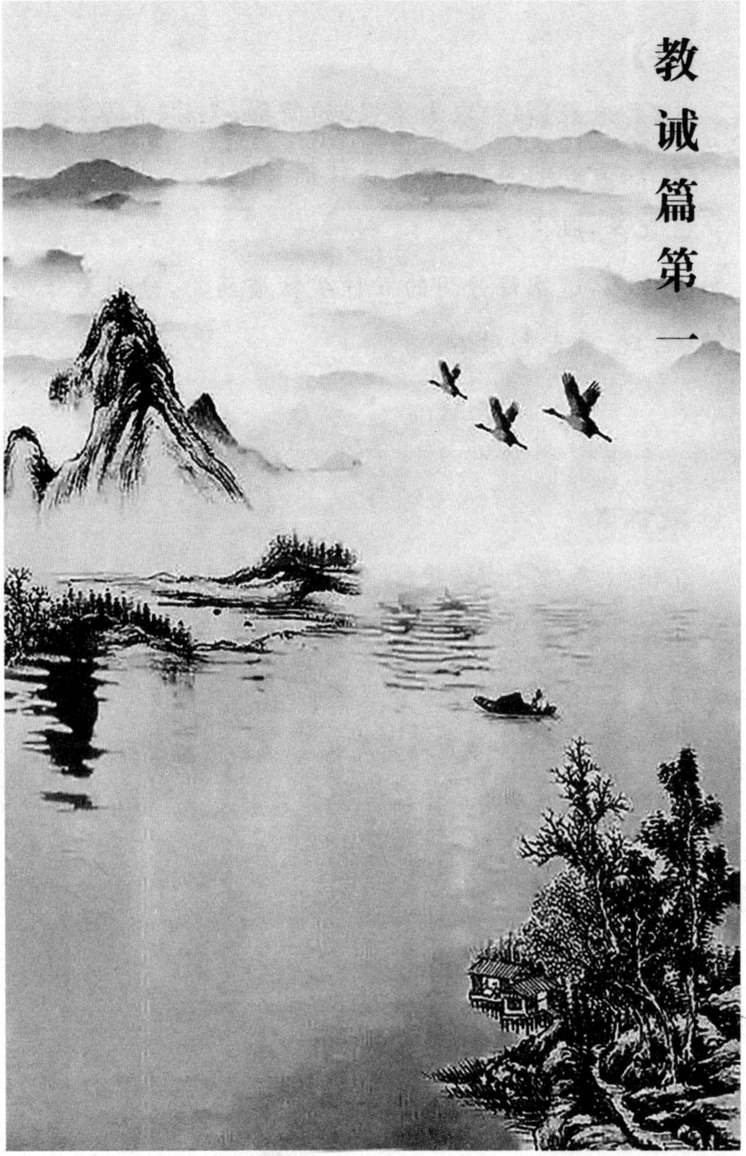

《神农经》[1]曰：食谷[2]者，智慧聪明。食石者，肥泽[3]不老（谓炼五石[4]也）。

【注】

①《神农经》：《神农本草经》的简称，又称《本草经》。

②谷：百谷的总称，泛指各种粮食。

③肥泽：肌肉丰润。

④五石：道家炼丹用的五种矿物质药物，分别为丹砂、雄黄、白矾、曾青和磁石。

妙趣锦囊

丹砂入药，不仅能治疗与五脏相关的疾病，还能够静心安神、益气明目。不过，需要注意的是，并非所有的丹砂都能入药，能入药的丹砂绝大多数品质非常纯净，没有掺杂杂质、铁屑等。丹砂在用之前要用荞麦灰淋湿，煮三天三夜，再用流水浸泡清洗，之后才能研磨成粉末，晒干后融入药。应在医师指导下服用丹砂等金石类药物。

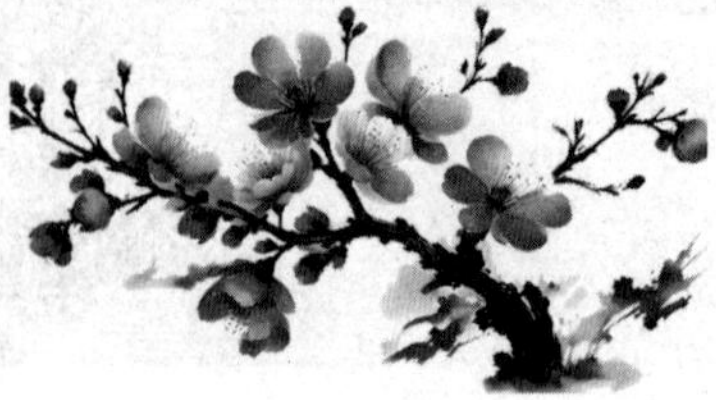

食芝[1]者，延年不死。食元气[2]者，地不能埋，天不能杀。是故食药者，与天相异，日月并列。

【注】

①芝：灵芝草。一种菌类植物。

②元气：天地自然之气。

妙趣锦囊

我们常说的“灵芝”，其实就是“菌芝”的一种。灵芝既是药材，也是食材，烹饪之后食用，不仅味道更好，滋补效果和养生效果也更佳。食用灵芝，可以直接把灵芝切碎，加水煎服；可以用灵芝泡酒、泡茶；也可以搭配其他食材，如用灵芝搭配枸杞、蜜枣、陈皮、薄荷等来煲汤，或者搭配牛羊肉、蹄筋、甲鱼等来炖煮。

《混元道经》[1]曰：谷神不死（河上公曰：谷，养也。能养神则不死。神为五脏[2]之神。肝藏魂，肺藏魄，心藏神，肾藏精，脾藏志。五脏尽伤，则五神去）。是谓玄牝[3]（言不死之道，在于玄牝。玄，天也，天于人为鼻；牝，地也，地于人为口。天食[4]人以五气[5]，从鼻入，藏于心，五气清微，为精神、聪明、音声、五性。其鬼曰魂，魂者，雄也，出入人鼻，与天通，故鼻为玄也。地食人以五味[6]，从口入，藏于胃，五味浊滞[7]，为形骸、骨肉、血脉、六情。其鬼曰魄，魄者，雌也，出入于口，与地通，故口为牝也）。玄牝之门，是谓天地根（根，原也。言鼻口之门，乃是天地之元气所从往来也）。绵绵若存（鼻口呼吸喘息，当绵绵微妙，若可存，复若无有也）。用之不勤[8]（用气当宽舒，不当急疾勤劳）。

【注】

①《混元道经》：即老子所著《道德经》的上篇。

②五脏：即肝、心、脾、肺、肾。

③玄牝：《道德经》中指玄妙的母性，此处指人的鼻和口。

④食：动词。给……吃。

⑤五气：指五味所化之气。

⑥五味：指酸、苦、甘、辛、咸。

⑦浊滞：浑浊不畅。

⑧勤：多次，经常。

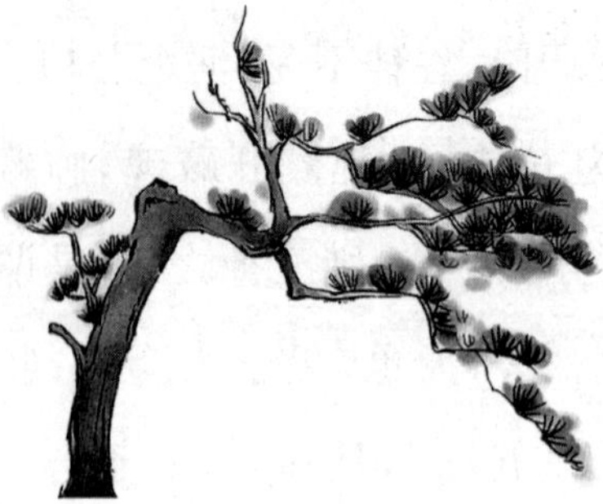

知识链接

五味，即酸、苦、甘、辛、咸，在《黄帝内经》中出现主要有两种代指。一是指五味自身所具有的特性，即酸味能收能涩，苦味能泻能燥，甘味能补能缓，辛味能散能行，咸味能软坚润下。二是在五行理论中五味与五脏的关系，酸味入肝、苦味入心、甘味入脾、辛味入肺、咸味入肾，而通过这种对应关系，又将五味的功能应用于五脏，在五行理论框架下指导着临床实践。

《混元道德经》曰：出生（谓情欲出于五内，魂定魄静，故生也）入死（谓情欲入于胸臆[①]，精散神惑[②]，故死也）。生之徒十有三，死之徒十有三（言生死之类，各十有三，谓之九窍[③]而四关也。其生也，目不妄[④]视，耳不妄听，鼻不妄嗅，口不妄言，手不妄持，足不妄行，精不妄施；其死也，反是）。人之生世，动皆之死地十有三（人欲求生，动作反之，十有三之死地）。夫何故？以其求生之厚[⑤]也（所以动之死地者，以其求生之活之太厚也。远道反天，妄行失纪[⑥]）。盖闻善摄生者，陆行不遇兕[⑦]虎，入军不被甲兵[⑧]。兕无所投其角，虎无所措其爪，兵无所容其刃。夫何故？以其无死地（以其不犯上，十有三之死地也）。

【注】

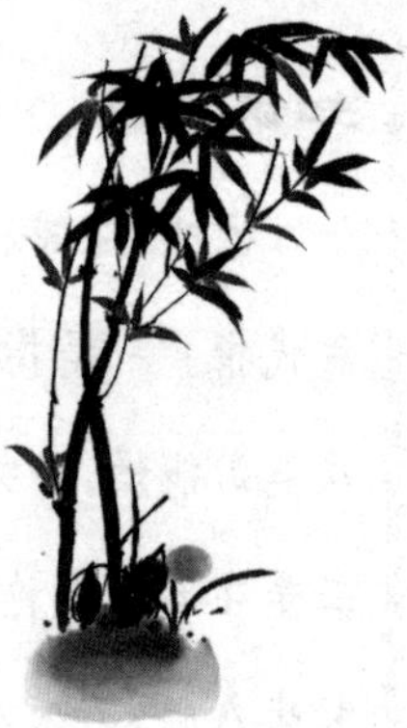

①臆：胸。

②神惑：精神迷乱。

③九窍：指人体的两眼、两耳、两鼻孔、口、前阴、后阴。

④妄：胡乱。

⑤厚：重，深。

⑥纪：法度，准则。

⑦兕（sì）：一种类似犀牛的独角兽。

⑧不被甲兵：指不受到武器的伤害。

知识链接

五官分属于五脏，为五脏之外候，在生理上两者之间有密切的关系，因此五脏的内在变化可以通过外在的五官气色的变化而测知。因此人患病后，从五官的外部表象的变化可测知内脏的情况，五官色诊为中医望诊的重要组成部分。

《庄子·养生篇》曰：吾生也有涯[1]（向秀[2]曰：生之所禀[3]，各有极也），而智也无涯（嵇康[4]曰：夫不虑而欲，性之动也。识而发感，智之用也。性动者，遇物而当足，则无余智，从感不求，倦而不已。故世之可患[5]，恒在于智困，不在性动也）。以有涯随无涯，殆[6]已（郭象[7]曰：以有限之性，寻无趣之智，安得而不困哉）。已而[8]为智者，殆而已矣（向秀曰：已困于智矣。又为智以攻之者，又殆矣）。

【注】

①涯：边际，极限。

②向秀：字子期，河内怀县（今河南武陟）人，“竹林七贤”之一。

③禀：天生的性情。

④嵇康：字叔夜，谯郡铚县（今安徽濉溪）人，“竹林七贤”之一，三国曹魏时期玄学的代表人物。

⑤患：忧患，灾祸。

⑥殆：危险。

⑦郭象：字子玄，洛阳（今河南洛阳）人，西晋时期玄学家。

⑧已而：已经。

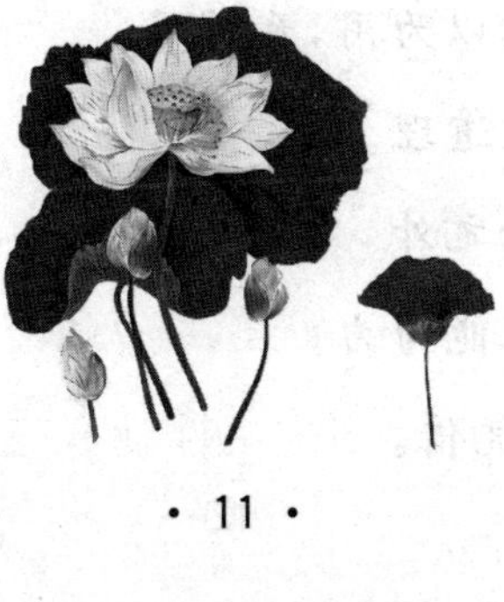

经典回顾

《庄子·内篇·养生主》是一篇谈养生之道的文章。“养生主”意思就是养生的要领。庄子认为,养生之道重在顺应自然,忘却情感,不为外物所滞。庄子思想的中心,一是无所依凭、自由自在,二是反对人为顺其自然。文章字里行间虽是在谈论养生,实际上体现的是作者的哲学思想和生活旨趣。

《庄子》曰:达①生之情②者,不务生之所无以为③(向秀曰:生之所无以为者,性表之事也。张湛曰:生理④自全,为分外⑤所为,此是以有涯随无涯也)。达命之情者,不务智之所无奈何⑥(向秀曰:命尽而死者是。张湛曰:乘⑦生顺之理,穷所禀分,岂智所知何也)。

【注】

①达:通达,通晓。

②情:实情。

③无以为:无以为用,无所用。

④生理:生之道理。

⑤分外:本分之外。

⑥无奈何:无能为力。

⑦乘:趁着,凭借。

经典回顾

《庄子·外篇·达生》由十一则寓言故事与篇首一段短论组成。篇首一段论述了养形与养神的重要性，反映了作者对养生较为全面、辩证的认识。其余十一则寓言故事从不同角度说明“守气全神”的道理和作用。作者从反现实生活现象中，让读者体悟养生的真谛。

《列子》曰：少不勤行，壮不竞[①]时，长而安贫，老而寡欲，闲心劳形[②]，养生之方也。

【注】

①竞：争逐，比赛。

②劳形：指从事适当的体力活动。

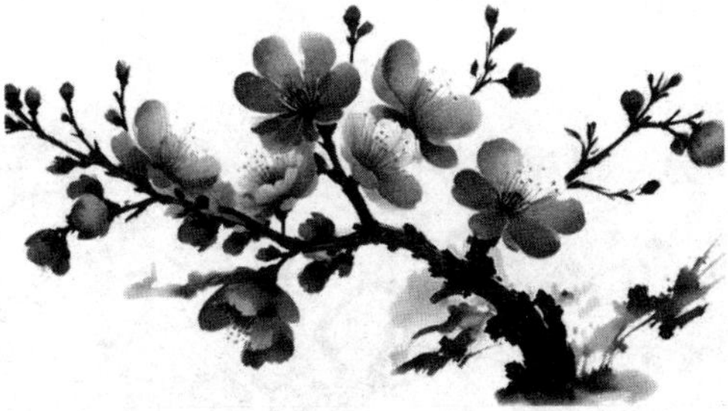

经典回顾

《列子》又名《冲虚经》，相传战国时期列御寇所著，属于道家的一部经典著作。《列子》内容形式多为民间传说、寓言故事和神话等，都带有足以警世的教训，包含深刻的哲学思想，也具有一定的文学价值。部编版语文教材中的《愚公移山》《两小儿辩日》《纪昌学射》等课文均出自《列子》。

《列子》曰：一体之盈虚①，消息皆通于天地，应于万类②（张湛曰：人与阴阳通气）。和之于始，和之于终，静神灭想，生之道③也（始终和，则神志不傲）。

【注】

①盈虚：充盈与亏虚。

②万类：万物。

③生之道：养生的真谛。

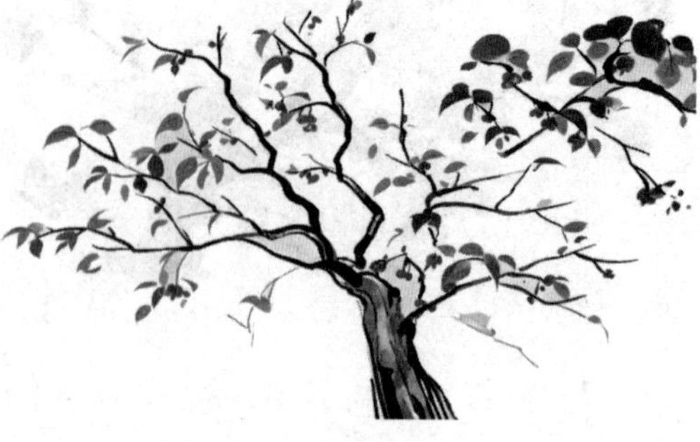

拓宽视野

在现代生活中，阴阳调和的理念被广泛应用于各个方面。中医讲究根据季节调整作息和饮食，以达到阴阳平衡。例如，春季阳气上升，应早睡早起，多参与户外活动，以促进阳气的生发；冬季则宜早睡晚起，避免过度劳累，以养藏体内阳气。在饮食上，也讲究荤素搭配、寒热平衡，以保持身体健康。总体来说，阴阳调和是一种追求平衡与和谐的生活哲学，它提醒我们在处理各种事务时，都要注重平衡各方面的因素，以达到最佳的效果。

《混元妙真经》曰：人常失道，非道失人。人常去①生，非生去人。故养生者，慎勿失道。为道者，慎勿失生②，使道与生相守，生与道相保。

【注】

①去：离开。

②生：生命。

《黄老经玄示》曰：天道施化，与万物无穷。人道施化，形神消亡。转神施精，精竭故衰。形本生精，精生于神，不以生施，故能与天合德。不与神化，故能与道同式①。《玄示》曰：以形化者，尸解之类，神与形离，二者不俱。遂象飞鸟，入海为蛤，而随季秋[2]，阴阳之气。以气化者，生可冀也。以形化者，甚可畏也。

【注】

①式：法式，标准，模范。

②季秋：秋季的最后一个月，农历九月。

严君平[1]《老子指归》曰：游心于虚静，结志于微妙[2]，委[3]虑于无欲，归计于无为，故能达生延命，与道为久。

【注】

①严君平：名遵，字君平。本姓庄，东汉史学家班固的《汉书》因为回避汉明帝刘庄名讳而改称其严君平。西汉时期道家学者、思想家。

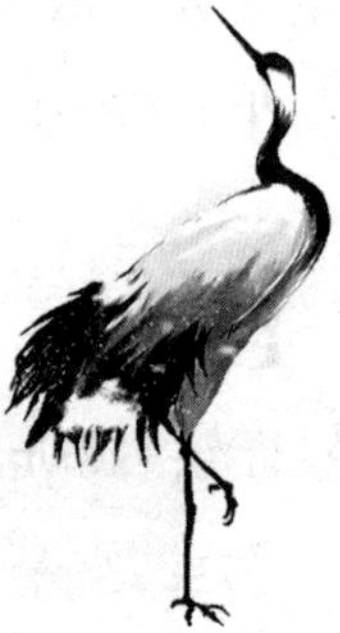

②微妙：精微玄妙之境。

③委：抛弃，舍弃。

趣味拾遗

成都人民公园后的君平街，是为纪念严君平而命名的街道。相传，严君平为传播老子思想，住在这条街上，以占卜蓍龟给人看相为名，宣扬老子的《道德经》。他每天看相，收够一百个铜钱能维持生活，就收起摊子，回家闭门读书。由于他不慕仕宦，节操清奇，当时声名远播，很受敬重。他写的《老子指归》一书，使老子的道家学说更加系统化、条理化，并得以发扬光大。

《大有经》曰：或疑者云，始同起于无外，终受气于阴阳，载形魄于天地，资生长于食息①，而有愚有智，有强有弱，有寿②有夭，天耶？人耶？解者③曰：夫形生愚智，天也。强弱寿夭，人也。天道自然，人道自己。始而胎气充实，生而乳食有余，长而滋味不足，壮而声色有节者，强而寿。始而胎气虚耗，生而乳食不足，长而滋味有余，壮而声色自放者，弱而夭。生长全足，加之导养，年未可量。

【注】

①食息：饮食与呼吸。

②寿：长寿。

③解者：指通晓养生之道的人。

延伸阅读

清淡饮食强调少油、少盐、少糖，注重食材的原味和营养均衡。以下是一些清淡饮食的方法和建议：第一，选择健康的烹饪方式；第二，少用盐、酱油、味精等高钠调味品，可以用天然香料，如葱、姜、蒜、香菜、柠檬汁等增加风味；第三，多吃蔬菜和水果；第四，选择优质蛋白质；第五，主食选择粗粮，增加膳食纤维的摄入；第六，少食多餐，减轻肠胃负担；第七，每天保证充足的水分摄入，帮助身体代谢。

《道机》曰：人生而命有长短者，非自然也，皆由将[①]身不谨，饮食过差，淫泆[②]无度，忤逆阴阳，魂神不守，精竭命衰，百病萌生，故不终其寿。

【注】

①将：保养。

②淫泆：纵欲放荡。

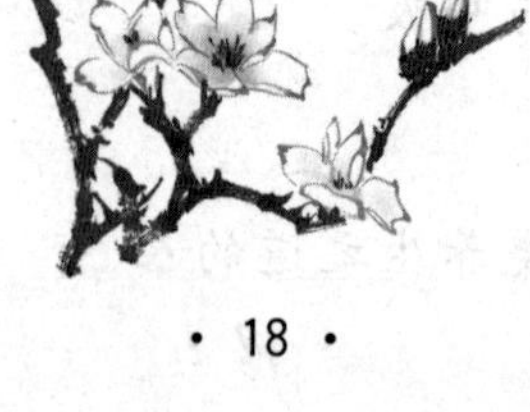

知识链接

《道机》是中国古代道教经典之一，主要探讨道教修炼的理论和方法，涉及内丹、气功、养生等内容。在现代社会，《道机》中的养生理念和修炼方法仍然具有参考价值，尤其是对追求健康、平衡生活方式的人群，其强调的“顺应自然”“身心合一”等思想，与现代健康观念不谋而合。

《河图帝视萌》曰：侮①天时者凶，顺天时者吉。春夏乐山高处，秋冬居卑②深藏。吉利多福，寿考无穷。

【注】

①侮：轻慢，侮辱。

②卑：地势低下，与“高”相对。

《洛书宝予命》曰：古人治病之方，和以醴泉①，润以元气，药不辛不苦，甘甜多味，常能服之，津流五脏，系②在心肺，终身无患。

【注】

①醴泉：甘甜的泉水。这里指口中唾液。

②系：与……连通。

知识链接

《洛书宝予命》是中国古代的一部命理学著作，主要探讨人的命运与天地自然之间的关系。书中结合了阴阳五行、天干地支等传统理论，通过分析个人的生辰八字来预测吉凶祸福、命运走向。其内容融合了道家、儒家思想，强调天人合一，旨在帮助人们了解自身命运，趋吉避凶。该书在命理学领域具有一定影响力，是研究中国古代命理文化的重要文献之一。

《孔子家语》曰：食肉者，勇敢而悍[①]（虎狼之类）；食气[②]者，神明而寿（仙人，灵龟是也）；食谷者，智慧而夭（人也）；不食者，不死而神（直任喘息而无思虑）。《传》曰：杂食[③]者，百病妖邪所钟[④]，所食愈少，心愈开，年愈益；所食愈多，心愈塞，年愈损焉。

【注】

①悍：蛮横，凶悍。

②食气：服食元气。

③杂食：吃的食物种类繁多。

④钟：钟爱。

太史公司马谈曰：夫神[①]者，生之本；形者，生之具也。神大用则竭，形大劳则毙。神形早衰，欲与天地长久，非所闻也。故人所以生者，神也；神之所托者，形也。神形离别则死，死者不可复生，离者不可复返，故乃圣人重之。夫养生之道，有都领大归，未能具其会者，但思每与俗反，则暗践[②]胜辙，获过半之功矣。有心之徒，可不察欤？

【注】

①神：精神。

②践：实践，践行。

延伸阅读

司马谈，西汉时期著名的史学家，司马迁之父。他担任太史令，负责记录历史、掌管天文历法。司马谈学识渊博，精通儒家经典及诸子百家之学，编撰了《论六家要旨》。他强调顺应自然、清静无为的养生之道，认为人应当遵循天地自然的规律，保持内心的平和与身体的协调。他主张“形神兼养”，即既要注重身体的调养，也要注重精神的修养，避免过度劳累和情绪波动。

《小有经》曰：少思、少念、少欲、少事、少语、少笑、少愁、少乐、少喜、少怒、少好、少恶，行此十二少，养生之都契[1]也。多思则神殆[2]，多念则志散，多欲则损志，多事则形疲，多语则气争[3]，多笑则伤脏，多愁则心慑，多乐则意溢，多喜则忘错惛乱，多怒则百脉不定，多好则专迷不治，多恶则憔煎[4]无欢。此十二多不除，丧生之本也。无多者，几乎真人。大计奢懒[5]者寿，悭勤[6]者夭，放散劬吝[7]之异也。田夫寿，膏粱[8]夭，嗜欲少多之验也。处士少疾，游子多患，事务繁简之殊也。故俗人竞利，道士罕营[9]。

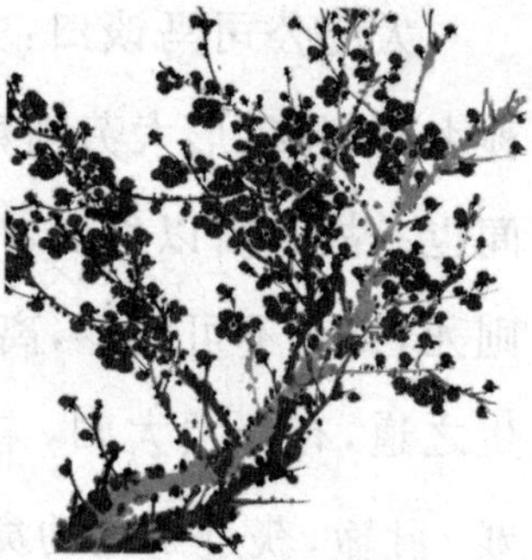

【注】

①都契：总纲领。

②殆：同“怠”。懈怠。

③气争：气不调。

④憔煎：使人面黄肌瘦，痛苦不堪。

⑤奢懒：以懒惰为奢侈，即勤劳。

⑥悭勤：吝啬勤劳，即懒惰。

⑦劬(qú)吝(lìn)：辛苦勤劳。

⑧膏粱：指精美的饮食。借指富贵之人。

⑨营：经营，料理。

拓宽视野

“十二少”是道家养生思想的核心之一，强调减少过度的情绪和行为以维持身心平衡。通过践行“十二少”，人们可以达到形神兼养、内外和谐的状态，从而达到健康长寿的目的。这一理念在现代生活中仍具有重要的指导意义，提醒我们应在快节奏的生活中学会节制，回归自然与平衡。

胡昭曰：目不欲视不正之色，耳不欲听丑秽之言，鼻不欲向膻腥①之气，口不欲尝毒刺之味，心不欲谋欺诈之事，此辱神损寿。又居常而叹息，晨夜而吟啸②，干正来邪也。夫常人不得无欲，又复不得无事，但当和心少念，静身损虑，先去乱神犯性，此则啬③神之一术也。

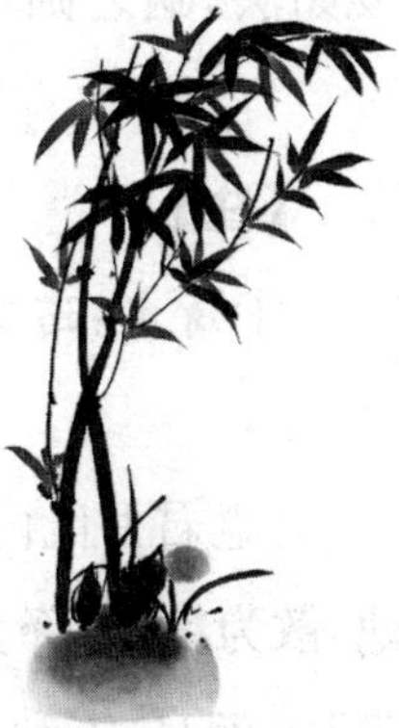

【注】

①膻腥：荤腥，指鱼、肉类食物。

②吟啸：悲叹，哀号。

③啬：爱惜。

拓宽视野

胡昭，字孔明，三国魏颍川人。不愿出仕，隐居于陆浑山中，躬耕乐道，以经籍自娱，颇有德行于世。胡昭在书法上亦有较大成就，擅长隶书，与钟繇、邯郸淳、卫觊、韦诞齐名，有“钟氏小巧，胡氏豪放”之说，世人将二人并称为“钟胡”。

《黄庭经》曰：玉池清水[①]灌灵根，审能修之可长存，名曰饮食自然。自然者，则是华池。华池者，口中唾也。呼吸如法，咽之则不饥也。

【注】

①清水：道家指津液。

《老君尹氏内解》曰：唾者，凑为醴泉，聚为玉浆[①]，沉为华池，散为精浮，降为甘露。故口为华池，中有醴泉，漱而咽之，溉脏[②]润身，流利[③]百脉，化养万神，支节毛发，宗[④]之而生也。

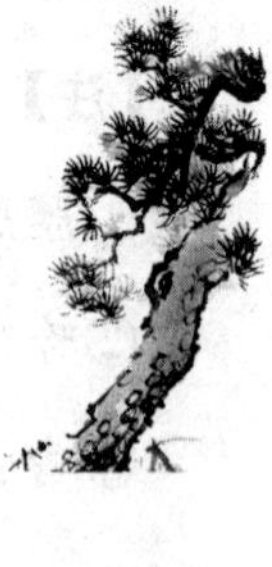

【注】

①玉浆：此处指津液。

②溉脏：滋润五脏。

③流利：流畅通利。

④宗：本源。

延伸阅读

唾液在维持人体健康方面起着重要作用，它不仅能帮助消化食物（如通过淀粉酶分解碳水化合物），还能润滑口腔、保护牙齿（修复牙釉质及中和酸性物质），并抑制细菌生长，预防感染。唾液中的免疫因子和抗菌成分有助于增强免疫力、促进伤口愈合，其成分还可用于疾病诊断和健康监测。唾液分泌不足可能导致口干、龋齿和消化问题，因此，保持充足的唾液分泌（如多喝水、咀嚼无糖口香糖）对口腔和全身健康至关重要。

《中经》曰：静者寿，躁者夭。静而不能养减寿，躁而能养延年[①]。然静易御[②]，躁难将[③]，尽顺养之宜者，则静亦可养，躁亦可养。

【注】

①延年：延长寿命。

②御：驾驭，控制。

③将：统帅，此处指控制。

韩融元长[①]曰：酒者，五谷之华，味之至也，亦能损人。然美物难将[②]而易过，养性所宜慎之。

【注】

①韩融元长：韩融，字元长。汉献帝时任大鸿胪。

②将：率领，把握。

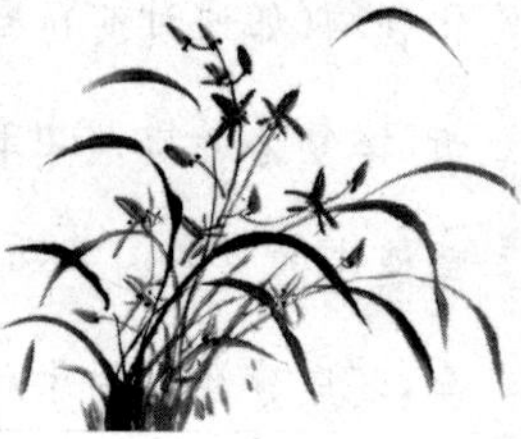

邵仲湛曰：五谷充[1]肌体而不能益寿，百药疗疾延年而不甘口。甘口充肌[2]者，俗人所珍；苦口延年者，道士之所宝。

【注】

①充：补充，充养。

②甘口充肌：滋味美好，充养肌肤。

拓宽视野

五谷通常指稻、黍、稷、麦、菽，它们富含碳水化合物、膳食纤维、维生素和矿物质，是人体能量的主要来源。中医认为，五谷具有补中益气、健脾养胃的功效，能够调和气血、增强体质。现代营养学也强调，适量摄入全谷物可以降低患心血管疾病、糖尿病和肥胖的风险，同时促进肠道健康。因此，将五谷作为日常饮食的重要组成部分，搭配均衡的蔬果和蛋白质，是实现健康饮食的关键。

《素问》曰：黄帝问岐伯[1]曰：余闻上古[2]之人，春秋[3]皆百岁而动作不衰（谓血气犹盛也），今时之人，年始半百动作皆衰者，时世异耶，将人之失耶[4]？岐伯曰：上古之人，其知道[5]者，法则阴阳，和于术数（房中交接之法），饮食有节[6]，起居有度[7]，不妄动作，故能形与神俱，尽终其天命，寿过百岁。今时之人则不然，以酒为浆[8]，以妄为常，醉以入房，以欲竭其精，以好散其真，不知持满，不时[9]御神，务快其心，游于阴阳，生活起居，无节无度，故半百而衰也。

【注】

①岐伯：历史传说中的黄帝之臣，黄帝向其请教医药养生之道。

②上古：远古。

③春秋：年龄。

④将人之失耶：抑或人失于养生造成的。将，语气助词。

⑤知道：了解养生之道。

⑥节：节制。

⑦度：制度，法度。

⑧浆：古代一种微酸的饮料，指平日饮用之物。这里指米汤。

⑨时：善于。

延伸阅读

长期大量饮酒会严重损害肝脏，导致脂肪肝、肝炎甚至肝硬化；同时，它还会增加患心血管疾病的风险，引发高血压、心律失常等。酒精对大脑的伤害也不可小觑，可能导致记忆力减退、认知功能下降，甚至增加患痴呆症的风险。此外，过度饮酒还会影响心理健康，诱发焦虑、抑郁等情绪障碍。因此，适度饮酒或戒酒是保护身心健康的重要选择。

老君曰：人生大期，百年为限，节护[①]之者，可至千岁。如膏[②]之用，小炷与大耳。众人大言而我小语，众人多烦而我少记，众人悸暴[③]而我不怒。不以人事累意，不修仕禄[④]之业，淡然无为，神气自满，以为不死之药，天下莫我知也。无谓幽冥[⑤]，天知人情。无谓暗昧，神见人形。心言小语[⑥]，鬼闻人声。犯禁[⑦]满千，地收人形。人为阳善，吉人报之；人为阴善，鬼神报之；人为阳恶，贼人治之；人为阴恶，鬼神治之。故天不欺人依以影[⑧]，地不欺人依以响。

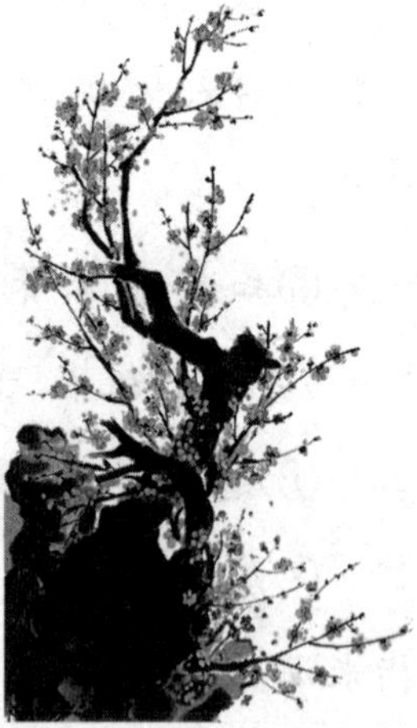

【注】

①节护：节制，爱护。

②膏：指脂肪或很稠的糊状东西。

③悖暴：凶恶残暴。

④仕禄：仕途利禄，指做官。

⑤幽冥：玄远，微妙。

⑥小语：小人之语。

⑦犯禁：违反律令，触犯禁令。

⑧影：此处指人的行为。

老君曰：人修善积德而遇其凶祸者，受先人之余殃[1]也。犯禁为恶而遇其福者，蒙先人之余福也。

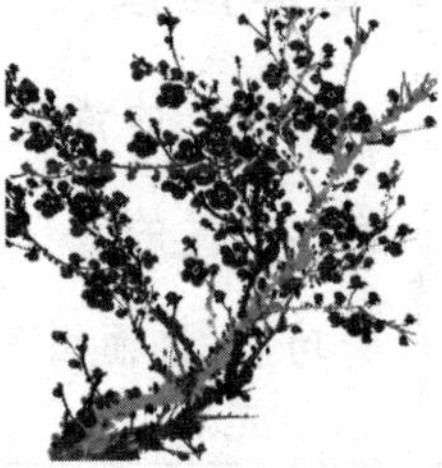

【注】

①余殃：遗留的灾殃，指后患。

《名医叙病论》曰：世人不终耆寿，咸多夭殁[1]者，皆由不自爱惜，忿争[2]尽意，邀名射[3]利，聚毒攻神，内伤骨髓，外乏筋肉，血气将无，经脉便壅，肉理空疏，唯招蛊疾，正气日衰，邪气日盛矣。不异举沧波[4]以注爝火[5]，颓[6]华岭而断涓流，语其易也，甚于兹[7]矣。

【注】

①夭殁(mò):短命,早死。

②忿争:愤怒相争。

③射:追求,攫取。

④沧波:此处指大海。

⑤爝(jué)火:小火。

⑥颓:崩坏,倒塌。

⑦兹:指示代词。此,这里。

延伸阅读

良好的情绪状态是健康的重要基石。中医认为"情志内伤",过度的喜怒忧思悲恐惊等情绪会扰乱气血运行,损害脏腑功能,进而引发疾病。例如,长期焦虑或抑郁可能导致肝气郁结,影响消化系统和免疫力;而积极乐观的情绪则有助于气血调和,增强身体的自愈能力。现代医学也证实,情绪压力过大会增加患心血管疾病、内分泌失调等风险。因此,保持平和的心态、学会调节情绪,如通过冥想、运动或与亲友交流,是实现身心平衡、促进养生的重要途径。

彭祖[①]曰:道不在烦[②],但[③]能不思衣,不思食,不思声,不思色,不思胜,不思负,不思失,不思得,不思荣,不思辱。

心不劳，形不极，常导引纳[4]气胎息尔，可得千岁。欲长生无限者，当服上药[5]。

【注】

①彭祖：彭姓，名翦，又称籛铿，中国神话中的长寿仙人。

②烦：繁多。

③但：只，仅。

④纳：深吸。

⑤上药：上品良药，仙药。

仲长统[1]曰：荡[2]六情五性，有心而不以之思，有口而不以之言，有体而不以之安。安之而能迁，乐之而不爱，以之图[3]之，不知日之益也，不知物之易也。其彭祖、老聃庶几[4]，不然，彼何为与人者同类，而与人者异寿。

【注】

①仲长统：字公理，山阳郡高平（今山东省邹城市）人，东汉末年哲学家、政论家。

②荡：荡涤，清除。

③图：图谋，谋取。

④庶几：指贤人。

拓宽视野

六情五性，是中国古代哲学和心理学中的重要概念，用以描述人的情感与本性。六情，通常指喜、怒、哀、乐、爱、恶，涵盖了人类基本的情感反应。五性，则指仁、义、礼、智、信，代表了人的道德本性和理性特质。六情是人与外界互动时自然产生的情感波动，而五性则是人内在的道德修养和理性思考的体现。六情五性相辅相成，情感驱动行为，而理性则引导情感，使其不至于失控。古人认为，唯有通过修养五性，才能驾驭六情，达到内心的平衡与和谐。这种思想不仅影响了中国古代的伦理观念，也对个人的修身养性提供了重要的指导。

陈纪元方曰：百病横夭[①]，多由饮食。饮食之患，过于声色。声色可绝之逾年[②]，饮食不可废之一日，为益亦多，为患亦切(多则切伤，少则增益)。

【注】

①横夭：意外地早死。

②逾年：超过一年。指很长时间。

知识链接

陈纪，字元方，颍川许县人，陈寔之子，自幼聪慧。与弟陈谌俱以至德称，兄弟孝养，闺门雍和。与父亲陈寔、弟弟陈谌在当时被并称为“三君”。曾发愤著书数万言，号曰《陈子》。

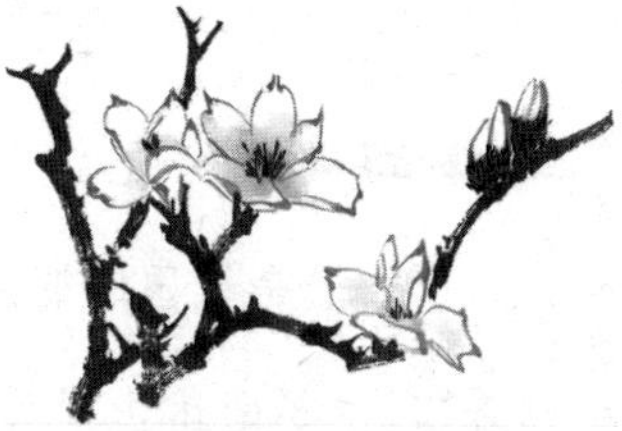

张湛云：凡脱贵势者，虽不中邪[①]，精神内伤，身必死亡（非妖祸外侵，直由冰炭内煎，则自崩伤中呕血也）。始富后贫，虽不中邪，皮焦筋出，委辟[②]为挛[③]（贫富之于人，利害犹于权势，故疴疹[④]损于形骸而已）。动胜寒，静胜热，能动能静，所以长生。精气清静，乃与道合。

【注】

①中邪：被邪气侵袭。

②委辟：委，同“痿”，肌肉萎缩；辟，同“躄”，足不能行。

③挛：蜷曲不能伸直。

④疴(kē)疹：这里泛指疾病。疹，生在唇部的疮。

《庄子》曰：真人其寝[1]不梦。

【注】

①寝：躺着休息，睡觉。

《慎子》云：昼无事者，夜不梦。

经典回顾

《慎子》是战国时期法家代表人物慎到所著的一部政治哲学著作，主要阐述法家思想。书中强调“势”（权力）、“法”（法律）、“术”（统治技巧）的重要性，主张君主应依靠法律和权术来治理国家，而非依赖道德或个人能力。《慎子》还提出“因势利导”的思想，主张根据实际情况灵活运用权力和法律。该书是法家思想的重要文献之一，对后世法家理论和中国古代政治制度产生了深远影响。

张道人年百数十，甚翘壮[1]也。云：养性之道，莫久行、久坐、久卧、久视、久听，莫强食饮，莫大沉醉，莫大愁忧，莫大哀思，此所谓能中和[2]。能中和者，必久寿也。

【注】

①翘壮：特别健壮。

②中和：中庸之道的主要内涵。中正平和。

《仙经》曰：我命在我不在天。但愚人不能知。此道[①]为生命之要，所以致百病风邪者，皆由恣意极情[②]，不知自惜，故虚损[③]生也。辟如枯朽之木，遇风即折；将崩之岸，值[④]水先颓。今若不能服药[⑤]，但知爱精节情，亦得一二百年寿也。

【注】

①此道：养生之道。

②恣意极情：放纵感情，不加节制。

③虚损：虚耗损伤。

④值：面对，遇到。

⑤服药：服食药饵。

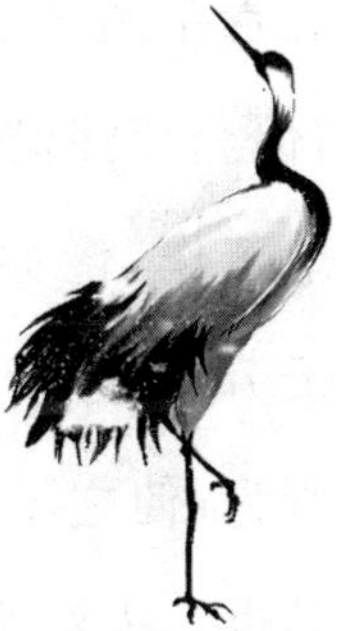

张湛《养生集》叙曰：养生大要，一曰啬神，二曰爱气，三曰养形，四曰导引，五曰言语，六曰饮食，七曰房室，八曰反俗[①]，九曰医药，十曰禁忌[②]。过此已[③]往，义可备焉。

【注】

①反俗：此处指抵制不合理的世俗养生观。

②禁忌：养生禁止和忌讳的事情。

③已：同“以”。

知识链接

张湛是东晋时期著名学者、思想家，也是道家代表人物之一。他精通玄学、道家思想，并且在养生方面有独到的见解。他所著的《养生集》（又称《养生要集》）是一部重要的养生学著作，集中体现了他的养生理念。

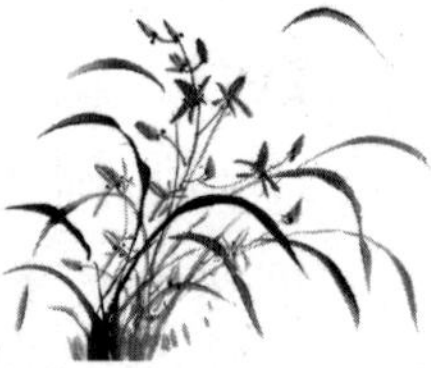

青牛道士言：人不欲使乐①，乐人不寿，但当莫强健为力所不任，举重引②强，掘地苦作，倦而不息，以致筋骨疲竭耳。然于劳苦，胜于逸乐也。能从朝至暮，常有所为，使之不息乃快，但觉极当息，息复为之。此与导引无异也。夫流水不腐，户枢不朽者，以其劳动数③故也。饱食不用坐与卧，欲得行步，务作④以散之。不尔⑤，使人得积聚⑥不消之疾，及手足痹蹶⑦，面目黧皯，必损年寿也。

【注】

①乐：逸乐。

②引：拉，牵。

③数：多次，屡次。

④务作：劳作。

⑤不尔：不如此，不这样。

⑥积聚：中医指腹内结块的病症。

⑦痹蹶：病名。中医指由风、寒、湿等引起的肢体疼痛或麻木的疾病。

趣味拾遗

汉武帝身边有众多御医，他们根据皇帝的体质和健康状况，定期为他调理身体，使用中药和针灸等方法，帮助他保持健康。据《汉书》记载，汉武帝曾下令减少油腻食物的摄入，提倡清淡饮食。汉武帝喜欢狩猎，这不仅是一种娱乐活动，也是一种锻炼身体的方式。汉武帝在位期间经历了许多政治斗争和战争，他十分注重心态的调节。据传，他喜欢听音乐、赏花、读书，这些活动有助于放松心情，保持心态平和，对养生也有积极作用。

皇甫隆[①]问青牛道士（青牛道士姓封，字君达），其养性法则可施用。大略云：体欲常劳，食欲常少，劳无[②]过极，少无过虚[③]，去肥浓，节咸酸，减思虑，损喜怒，除驰逐，慎房室。武帝行之有效。

【注】

①皇甫隆：三国时期魏国人，嘉平年间任敦煌太守。

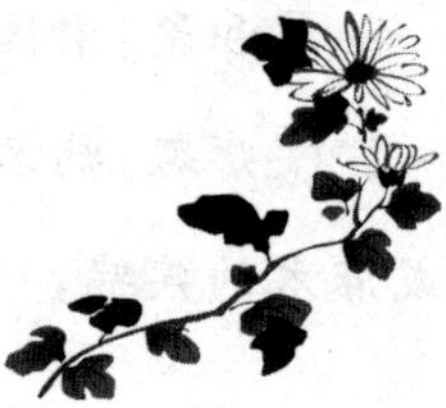

②无：同“毋”。不，不要。

③过虚：过分不足。

延伸阅读

青牛道士的养生之道，一是要适当活动，二是要少饮食，减嗜欲。归结起来仍然是一个核心——“节制”。譬如“人不欲使乐，乐人不寿”，此处之乐是逸乐、燕乐、淫乐，即失去节制的过度之乐，而非心情愉快之乐。过度之乐使人心神放逸，心气耗散，于养生无益。中国历史上许多大族膏粱子弟，平日养尊处优，贪于淫乐，逢遭战乱变故即多病亡，大族也随之衰败，反不如寒素之士，平日习劳耐苦，逢乱则随遇而安。

彭祖曰：人之受气①，虽不知方术②，但养之得理，常寿之一百二十岁。不得此者，皆伤之也。小复晓道③，可得二百四十岁。复微加药物，可得四百八十岁（嵇康亦云：导养得理，上可寿千岁，下可寿百年）。

【注】

①受气：禀受自然界之气。

②方术：古人将一切技艺皆称为方术，此处指通过服食、祭祀、修炼可以延寿甚至成仙的人所掌握的特殊方法、技术。

③晓道：了解养生之道。

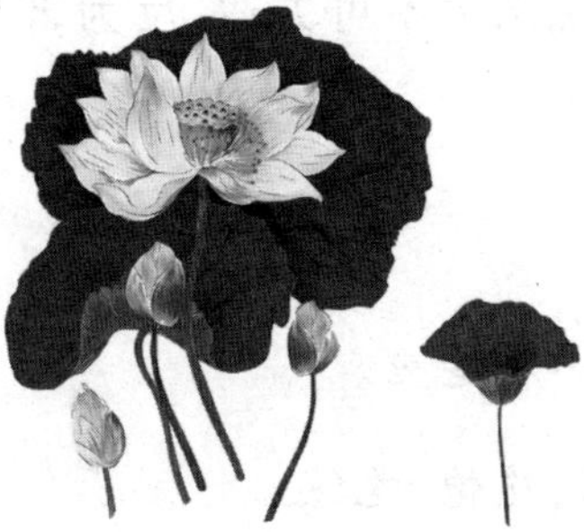

延伸阅读

彭祖，中国古代传说中的长寿人物，相传为颛顼帝的玄孙，因受封于彭城(今江苏徐州)，故称彭祖。他被誉为中华养生文化的始祖，以长寿闻名。彭祖精通养生之道，注重饮食、起居、运动和情志的调节，提倡顺应自然、调和阴阳的生活方式。他的养生思想对后世中医和道家修炼产生了深远影响，被视为养生学的奠基人之一。

彭祖曰：养寿之法，但莫伤之而已。夫冬温夏凉，不失四时之和，所以适[①]身也。彭祖曰：重衣厚褥，体不劳苦，以致风寒之疾。厚味脯腊，醉饱厌饫[②]，以致聚结之病。美色妖丽，嫔妾盈房，以致虚损之祸。淫声哀音，怡心悦耳，以致荒耽[③]之惑。驰骋游观，弋猎[④]原野，以致发狂之失。谋得战胜，兼弱取乱，以致骄逸之败。盖圣贤或失其理也。然养生之具，譬犹水火不可失适，反为害耳。

【注】

①适：与……相适应。

②厌饫(yù)：吃饱，吃腻。

③耽：沉溺。

④弋(yì)猎：射猎，捕猎。

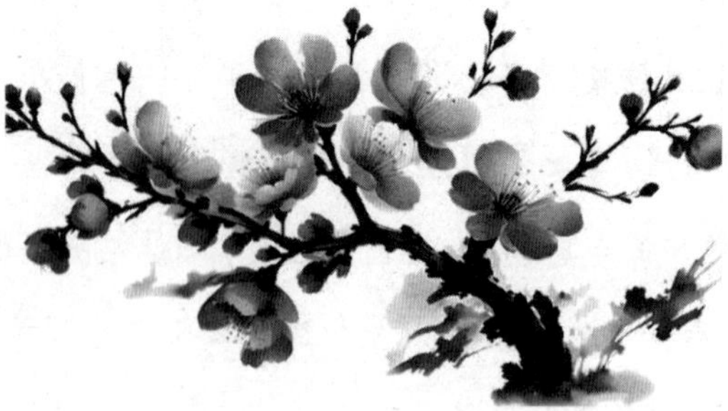

延伸阅读

腌制肉食虽然风味独特，但长期食用可能对健康造成危害。首先，腌制过程中常使用大量盐，高盐摄入会增加患高血压等心血管疾病的风险，而腌制过程中产生的亚硝酸盐在体内可能转化为致癌物质亚硝胺，增加胃癌等癌症的发病概率。其次，腌制肉食中饱和脂肪含量较高，过量食用可能导致肥胖、高胆固醇等问题。最后，腌制食品的营养价值较低，长期食用可能影响膳食平衡。因此，建议适量食用腌制肉食，优先选择新鲜食材，保持健康的饮食习惯。

彭祖曰：人不知道，径[①]服药损伤，血气不足，肉理空疏[②]，髓脑不实，内已先病，故为外物所犯，风寒酒色以发之耳。若本充实，岂有病乎！

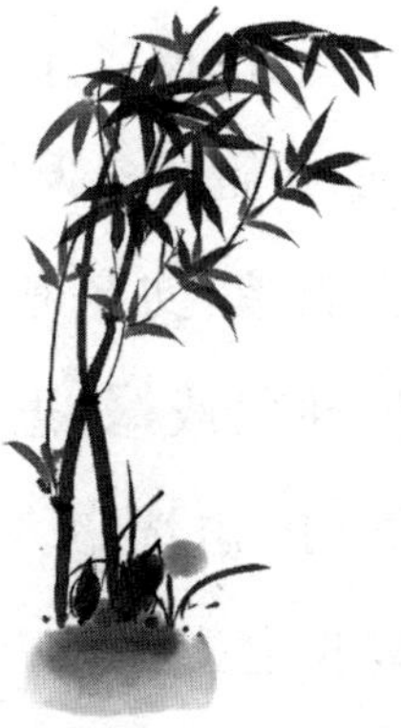

【注】

①径：只。

②空疏：不紧密。

延伸阅读

在现代社会，随着医疗技术的进步，药物成为治疗疾病的重要选择。然而，过度依赖药物或滥用药物，往往会对身体造成不可忽视的伤害。身体本身具有强大的自我修复能力，过度用药不仅可能掩盖疾病的根本原因，还会削弱身体天然的自愈力。正如古人所言，“若本充实，岂有病乎”，保持健康的关键在于增强体质、选择健康的生活方式，而非一味依赖药物。过度用药犹如饮鸩止渴，虽能解一时之急，却可能埋下长久的隐患。因此，合理用药、注重养生，才是守护健康的根本之道。

仙人曰：罪莫大于淫，祸莫大于贪，咎[1]莫大于谗[2]。此三者，祸之车，小则危身，大则危家。若欲延年少病者诫，勿施精命夭残，勿大温消骨髓，勿大寒伤肌肉，勿咳唾失肥液，勿卒呼惊魂魄，勿久泣神悲戚，勿恚怒神不乐，勿念内[3]志恍惚。能行此道，可以长生。

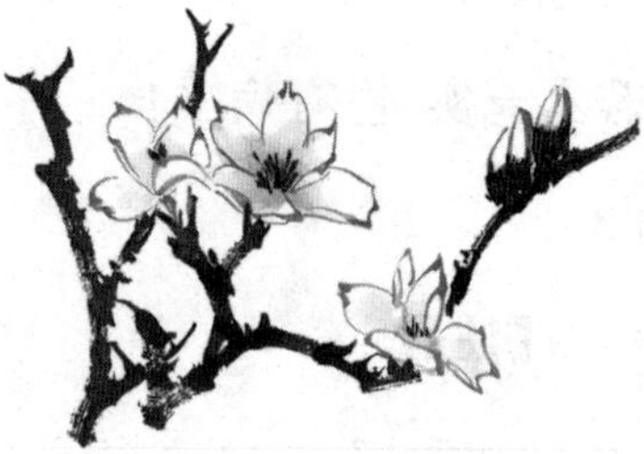

【注】

①咎：罪过，过失。

②谗：说别人的坏话。

③内：旧时指妻妾。

妙趣锦囊

精、气、神是中医理论中关于生命本质的核心概念，三者相辅相成，共同维系着人体的健康与活力。精，是生命的物质基础，源于先天之精与后天之精的滋养，是人体生长发育、繁衍后代的根本动力；气，是生命的能量源泉，贯穿全身，推动血液循环、呼吸运转，维持脏腑功能的正常运行；神，是生命的主宰，体现为人的意识、思维和情绪，是精气的外在表现，也是身心健康的最高境界。

拓展时刻

（一）

陶弘景在茅山潜心炼丹修身，但炼丹需要大量的黄金、雄黄等。梁武帝了解到这一情况，很快让人送去了炼丹所需的原料。陶弘景带着徒弟开炉炼丹，关照说："有客人来访，就说我出山了。"

一天，陶弘景正在炼丹，突然，弟子跑来说，皇帝派人来见。他只得向弟子作了交代，离开丹房。来人早候在中堂了，呈上文书，原来是梁武帝写给陶弘景的一封信，皇帝又在劝他出山辅政了。信中说："山中能够炼丹，山外亦可选址建观立鼎炉啊！"皇帝劝陶弘景在京城找一处地方，造一座道观，让他既能做道士，又能上朝辅政。

陶弘景不愿出山，但怎么给皇帝回信呢？略加思忖之后，陶弘景脑际之中出现了那落日余晖下的牛群和悠然自得的牧童，立即有了灵感，即提笔展纸，一气呵成，画了一幅图画，让来人带给皇帝。梁武帝展开观看：只见画面上两头牛，一牛散养于茂密的草野中，一牛头戴金轭，显得富贵，但有人牵着牛绳、拿着鞭子在赶它。皇帝欣赏了一会儿，忍不住大笑起来，说："这人不图什么，没有什么办法动摇他隐居的志向了。"便不再勉强陶弘景出山辅政了。

（二）

陶弘景住在华阳洞下的华阳馆里，后在积金峰立“中馆”，将华阳洞道馆称作“下馆”。随着年事增高，他逐渐厌烦人事，又于郁冈峰建“华阳上馆”，设上、中、下三层，上层自己居住，中层弟子居住，下层用于接待宾客。

晚年的陶弘景特别喜欢听人吹笙，更爱山风啸号、松涛阵阵，所以华阳馆庭院中遍植松树。

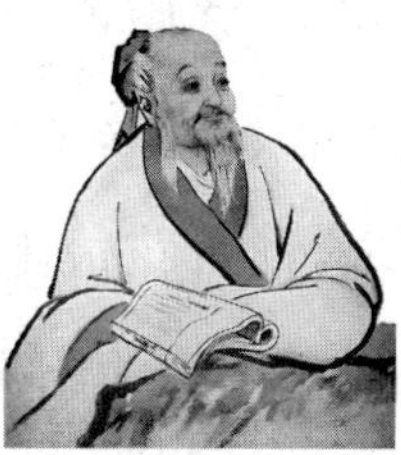

名士沈约很敬佩陶弘景隐居的风骨节操，便写了许多首表达自己向往道教神仙境界的诗。但他向往神仙超然生活，又不愿完全涉足其间，所以只希望别人炼成“九转金丹”，也赠予自己少量服食，以控制自己的七情六欲，从而拯救孤危的灵魂。《酬华阳陶先生诗》就表达了这种意境，诗曰：三清未可觌，一气且空存。所愿回光景，拯难拔危魂。若蒙丸丹赠，岂惧六龙奔。

另一首《还园宅奉酬华阳陶先生诗》中有两句，对隐居名山的羡慕心情表达得更为直白：“早欲寻名山，期待婚嫁毕。”这是说等到儿女长成，我也要寻求名山慕道修仙去了。

对沈约这位老朋友，陶弘景也情谊深笃。陶弘景的华阳上馆落成后，题名为“松风阁”。他将登楼闭关炼养时，也没忘了向沈约写信致意。沈约接到信后，赋诗《华阳先生登楼不复下赠呈诗》予以赞扬。

陶弘景炼丹修身，年过八十仍很健壮。

饮食方

茶泉类

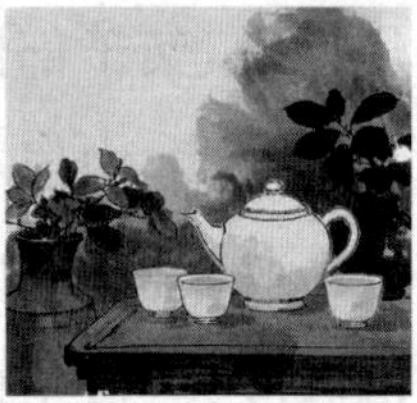

论茶品 茶之产于天下多矣！若剑南有蒙顶、石花，湖州有顾渚、紫笋，峡州有碧涧、明月，邛州有火井、思安，渠江有薄片，巴东有真香，福州有柏岩，洪州有白露，常之阳羡，婺之举岩，丫山之阳坡，龙安之骑火，黔阳之都濡、高株，泸州之纳溪、梅岭。之数者，其名皆著。品第之，则石花最上，紫笋次之，又次则碧涧、明月之类是也。惜皆不可致耳。若近时虎丘山茶，亦可称奇，惜不多得。若天池茶，在谷雨前收细芽，炒得法者，青翠芳馨，嗅亦消渴。若真岕茶，其价甚重，两倍天池，惜乎难得，须用自己令人采收方妙。又如浙之六安，茶品亦精，但不善炒，不能发香而色苦，茶之本性实佳。如杭之龙泓（即龙井也），茶真者，天池不能及也。山中仅有一二家，炒法甚精。近有山僧焙者亦妙，但出龙井者方妙。而龙井之山，不过十数亩，外此有茶，似皆不及，附近假充，犹之可也。至于北山西溪，俱充龙井，即杭人识龙井茶味者亦少，以乱真多耳。意者，天开龙井美泉，山灵特生佳茗以副之耳。不得其远者，当以天池龙井为最。外此，天竺灵隐为龙井之次。临安、於潜生于天目山者，与舒州同，亦次品也。茶自浙以北皆较胜，惟闽广以南，不惟水不可轻饮，而茶亦宜慎。昔鸿渐未详岭南诸茶，乃云岭南茶味极佳，孰知岭南之地，多瘴疠之气，染着草木，北人食之，多致成疾，故当慎之。要当采时，待其日出山霁，雾瘴山岚收净，采之可也。茶团茶片皆出碾硙，大失真味。茶以日晒者佳甚，青翠香洁，更胜火炒多矣。

采茶　团黄有一旗一枪之号，言一叶一芽也。凡早取为茶，晚取为荈。谷雨前后收者为佳，粗细皆可用。惟在采摘之时，天色晴明，炒焙适中，盛贮如法。

藏茶　茶宜箬叶而畏香药，喜温燥而忌冷湿。故收藏之家，以箬叶封裹入焙中，两三日一次。用火当如人体温，温则去湿润，若火多，则茶焦不可食矣。

又云：以中坛盛茶，十斤一瓶，每年烧稻草灰，入大桶，茶瓶坐桶中，以灰四面填满，瓶上覆灰筑实。每用拨灰开瓶，取茶须少，仍复覆灰，再无蒸坏。次年换灰为之。

又云：空楼中悬架，将茶瓶口朝下放，不蒸原蒸，自天而下，故宜倒放。

若上二种芽茶，除以清泉烹外，花香杂果，俱不容入。人有好以花拌茶者，此用平等细茶拌之，庶茶味不减，花香盈颊，终不脱俗，如橙茶。莲花茶，于日未出时，将半含莲花拨开，放细茶一撮，纳满蕊中，以麻皮略絷，令其经宿。次早摘花倾出茶叶，用建纸包茶，焙干。再如前法，又将茶叶入别蕊中，如此者数次，取其焙干收用，不胜香美。

木樨、茉莉、玫瑰、蔷薇、兰蕙、橘花、栀子、木香、梅花皆可作茶。诸花开时，摘其半含半放蕊之香气全者，量其茶叶多少，摘花为拌。花多则太香而脱茶韵，花少则不香而不尽美，三停茶叶一停花，始称。假如木樨花，须去其枝蒂及尘垢虫蚁，用磁罐，一层花，一层茶，投间至满，纸箬絷固，入锅，重汤煮之，取出待冷，用纸封裹，置火上焙干收用。诸花仿此。

论泉水 田子艺曰："山下出泉，为蒙稚也。物稚则天全，水稚则味全。"故鸿渐曰山水上。其曰乳泉石池慢流者，蒙之谓也。其曰瀑涌湍激者，则非蒙矣。宜戒人勿食。

混混不舍，皆有神以主之，故天神引出万物，而《汉书》三神山岳其一也。

源泉必重，而泉之佳者尤重。余杭徐隐翁尝为余言，以凤凰山泉，较阿姥墩、百花泉，便不及五泉，可见仙源之胜矣。

山厚者泉厚，山奇者泉奇，山清者泉清，山幽者泉幽，皆佳品也。不厚则薄，不奇则蠢，不清则浊，不幽则喧，必无佳泉。

山不停处，水必不停。若停，既无源者矣，旱必易涸。

石流 石，山骨也；流，水行也。山宣气以产万物，气宣则脉长，故曰山水上。《博物志》曰："石者，金之根甲，石流精以生水。"又曰："山泉者，引地气也。"

泉非石出者，必不佳。故《楚辞》云："饮石泉兮荫松柏。"皇甫曾《送陆羽》诗："幽期山寺远，野饭石泉清。"梅尧臣《碧霄峰茗》诗:“烹处石泉佳。”又云:“小石冷泉留早味。”诚可为赏鉴者矣。

泉往往有伏流沙土中者,挹之不竭,即可食。不然,则渗潴之潦耳,虽清勿食。

流远则味淡,须深潭停蓄以复其味,乃可食。

泉不流者,食之有害。《博物志》曰:“山居之民,多瘿肿疾。”由于饮泉之不流者。

泉涌出曰渍。在在所称珍珠泉者,皆气盛而脉涌耳,切不可食。取之以酿酒,或有力。

泉悬出曰沃,暴溜曰瀑,皆不可食。而庐山水帘,洪州天台瀑布,皆入水品,与《陆经》背矣。故张曲江《庐山瀑布》诗:“吾闻山下蒙,今乃林峦表。物性有诡激,坤元曷纷矫? 默然置此去,变化谁能了?”则识者固不食也。然瀑布实山居之珠箔锦幕也,以供耳目,谁曰不宜?

清寒 清,朗也,静也,澄水之貌。寒,洌也,冻也,覆水之貌。泉不难于清,而难于寒。其濑峻流驶而清,崖奥阴积而寒者,亦非佳品。

石少土多,沙腻泥凝者,必不清寒。

蒙之象曰果行,井之象曰寒泉。不果则气滞而光不澄,不寒则性燥而味必啬。

冰,坚水也,穷谷阴气所聚,不泄则结而为伏阴也。在地英明者惟水,而冰则精而且冷,是固清寒之极也。谢康乐诗:“凿冰煮朝飧。”《拾遗记》:“蓬莱山冰水,饮者千岁。”

下有石硫黄者，发为温泉，在在有之。又有共出一壑，半温半冷者，亦在在有之，皆非食品。特新安黄山朱砂汤泉，可食。《图经》云："黄山旧名黟山，东峰下有朱砂汤泉，可点茗。春色微红，此则自然之丹液也。"《拾遗记》："蓬莱山沸水，饮者千岁。"此又仙饮。

有黄金处，水必清；有明珠处，水必媚；有子鲋处，水必腥腐；有蛟龙处，水必洞黑，美恶不可不辨也。

甘香　甘，美也；香，芳也。《尚书》："稼穑作甘。"黍甘为香，黍惟甘香，故能养人，泉惟甘香，故亦能养人。然甘易而香难，未有香而不甘者也。

味美者曰甘泉，气芳者曰香泉，所在间有之。泉上有恶木，则叶滋根润，皆能损其甘香，甚者能酿毒液，尤宜去之。

甜水，以甘称也。《拾遗记》："员峤山北，甜水绕之，味甜如蜜。"《十洲记》："元洲玄涧，水如蜜浆，饮之与天地相毕。"又曰："生洲之水，味如饴酪。"

水中有丹者，不惟其味异常，而能延年却疾，须名山大川，诸仙翁修炼之所有之。葛玄少时为临沅令，此县廖氏家世寿，疑其井水殊赤，乃试掘井左右，得古人埋丹砂数十斛。西湖葛井，乃稚川炼丹所在。马家园后淘井，出石瓮，中有丹数枚，如芡实，啖之无味，弃之。有施渔翁者，拾一粒食之，寿一百六岁。此丹水，尤不易得。凡不净之器，切不可汲。

煮茶得宜，而饮非其人，犹汲乳泉以灌蒿莱，罪莫大焉。饮之者一吸而尽，不暇辨味，俗莫甚焉。

灵水 灵，神也。天一生水而精明不淆，故上天自降之泽，实灵水也。古称上池之水者非欤？要之皆仙饮也。大瓮收藏黄梅雨水、雪水，下放鹅子石十数块，经年不坏。用栗炭三四寸许烧红，投淬水中，不生跳虫。灵者，阳气胜而所散也。色浓为甘露，凝如脂，美如饴，一名膏露，一名天酒是也。

雪者，天地之积寒也。《泛胜书》："雪为五谷之精。"《拾遗记》："穆王东至大㩳之谷，西王母来进嵰州甜雪。"是灵雪也。陶谷取雪水烹团茶，而丁谓《煎茶诗》："痛惜藏书箧，坚留待雪天。"李虚己《建茶呈学士》诗："试将梁苑雪，煎动建溪春。"是雪尤宜茶饮也。处士列诸末品，何邪？意者以其味之燥乎？若言太冷，则不然矣。

雨者，阴阳之和，天地之施，水从云下，辅时生养者也。和风顺雨，明云甘雨，《拾遗记》"香云遍润，则成香雨"，皆灵雨也，固可食。若夫龙所行者，暴而淫者，旱而冻者，腥而墨者，及檐溜者，皆不可食。潮汐近地，必无佳泉，盖斥卤诱之也。天下潮汐，惟武林最盛，故无佳泉。西湖山中则有之。

扬子，固江也，其南泠则夹石停渊，特入首品。余尝试之，诚与山东无异。若吴淞江，则水之最下者也，亦复入品，甚不可解。

井水　井，清也，泉之清洁者也；通也，物所通用者也；法也，节也，法制居人，令节饮食，无穷竭也。其清出于阴，其通入于淆，其法节由于得已。脉暗而味滞，故鸿渐曰："井水下。"其曰"井取汲多"者，盖汲多则气通而流活耳，终非佳品。养水取白石子入瓮中，虽养其味，亦可澄水不淆。

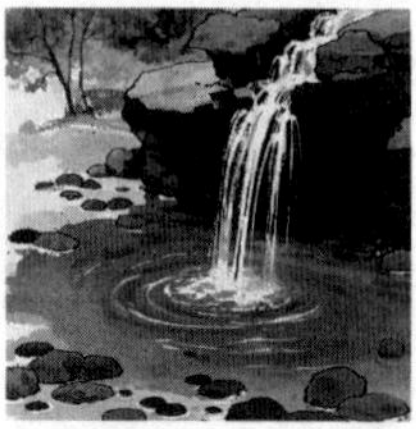

高子曰：井水美者，天下知钟泠泉矣，然而焦山一泉，余曾味过数四，不减钟泠。惠山之水，味淡而清，允为上品。吾杭之水，山泉以虎跑为最，老龙井、真珠寺二泉亦甘。北山葛仙翁井水，食之味厚。城中之水，以吴山第一泉首称，予品不若施公井、郭婆井二水清洌可茶。若湖南近二桥中水，清晨取之烹茶，妙甚，无伺他求。

（节选自《遵生八笺》）

食诫篇第二

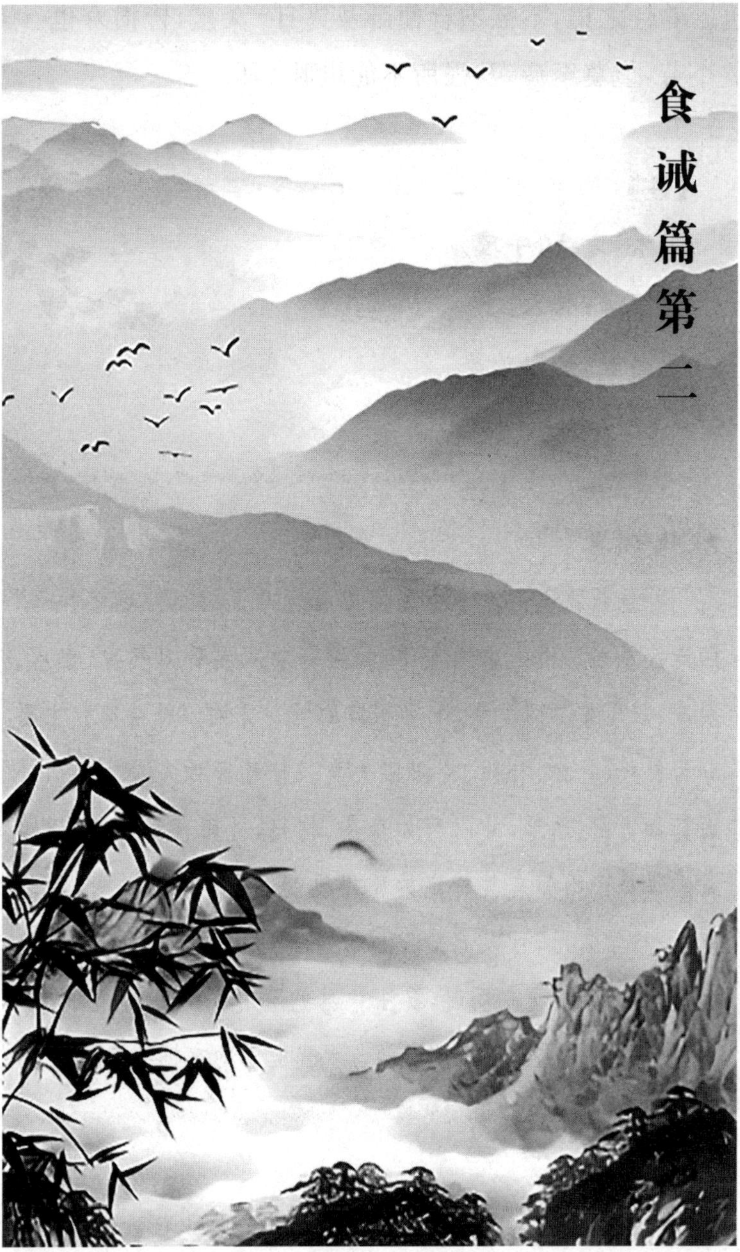

真人曰：虽常服药物，而不知养性之术①，亦难以长生也。养性之道，不欲饱食便卧及终日②久坐，皆损寿也。人欲小劳，但莫至疲，及强所不能堪胜③耳。

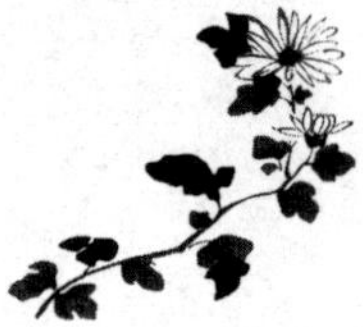

【注】

①术：方法，手段。

②终日：整天。

③堪胜：足以承受。

妙趣锦囊

补益药物理论源于中医阴阳五行学说，强调“虚则补之”的治疗原则。根据中医理论，补益药物主要针对气虚、血虚、阴虚、阳虚等不同类型，采用相应的补益方法。补益药物主要分为补气、补血、补阴、补阳四大类。补气药如人参、黄芪，补血药如当归、熟地，补阴药如麦冬、枸杞，补阳药如鹿茸、淫羊藿。每类药物都有其特定的作用机制。通过辨证施补、合理配伍、科学使用，可以充分发挥补益药物的保健作用，促进健康，提高生活质量。同时，要注意避免滥用补益药物，坚持“适度为宜”的原则，实现传统医学与现代医学的有机结合。

人食毕，当行步踌躇①，有所修为②为快也。故流水不腐，户枢不朽蠹，以其劳动数故也。故人不要夜食，食毕但当行中庭，如数里可佳。饱食即卧生百病，不消成积聚也。食欲少而数③，不欲顿多难消，常如饱中饥，饥中饱。故养性者，先④饥乃食，先渴而饮。恐觉饥乃食，食必多盛⑤；渴乃饮，饮必过。食毕当行，行毕使人以粉摩⑥腹，数百过大益也。

【注】

①踌躇：缓行。

②修为：指通过修炼之后达到的境界，此处指散步的益处。

③数：屡次。

④先：先于，前于。

⑤盛：多。

⑥摩：按摩，抚摩，蹭。

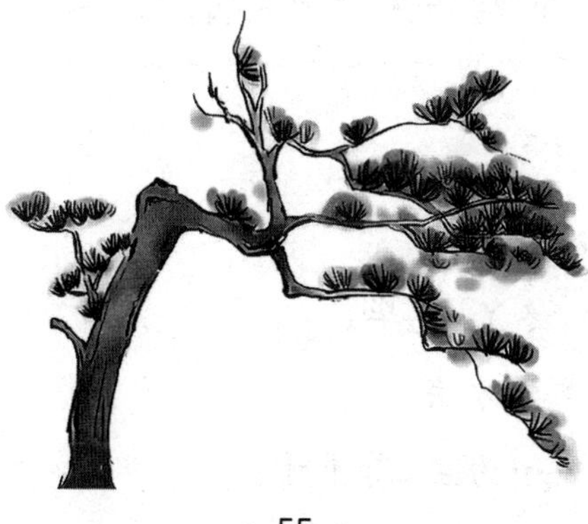

经典回顾

“流水不腐，户枢不蠹”是一个成语，最早出自《吕氏春秋·尽数》：“流水不腐，户枢不蝼，动也。”吕不韦在《尽数》这篇文章中讲的是人的养生之道。他说，人类研究四季的更替、万物的变化，都是为了辨明万物的利害，以避害趋利，有益于生命的健康，以求长寿。流动的水不会腐败发臭，转动的门轴不会腐朽生虫，就在于它们的不断运动，人体和精神也是如此。身体不活动，精气就不流通；精气不流通，气血就会郁积。因此，人们要爱劳动，勤锻炼，才能保持健康和勃勃生机。

青牛道士言，食不欲过饱，故道士先饥而食也。饮不欲过多，故道士先渴而饮也。食毕行数百步，中益也。暮食毕行五里许乃卧，令人除病。凡食，先欲得食热食，次①食温食，次冷食。食热暖食讫②，如无冷食者，即吃冷水，一两咽甚妙。若能恒记，即是养性之要法③也。凡食，欲得先微吸取气咽，一两咽乃食，主④无病。

【注】

①次：其次，再。

②讫(qì)：终了，完毕。

③要法：重要方法。

④主：以……为主，着重于。

拓宽视野

适量饮用冷水可能有助于控制食欲。冷水可以使人产生短暂的饱腹感,可减少食物摄入量。这种效应对于控制热量摄入、管理体重,具有一定意义。冷水可改善血液循环。饮用冷水后,身体会产生轻微的应激反应,可能导致血管收缩,随后产生扩张效应,有助于改善血液循环。需要注意的是,选择适宜的温度很重要。通常建议饮用10～15℃的冷水,这个温度范围既能提供清凉感,又不会对消化道造成过大刺激。控制饮用量和频率是关键。建议每次饮用200～300毫升,间隔1～2小时。过量饮用冷水可导致胃肠不适,影响消化系统功能。

真人言:热食伤骨,冷食伤脏,热物灼[①]唇,冷物痛齿。食讫踟蹰长生[②],饱食勿大语[③],大饮则血脉闭,大醉则神散。

【注】

①灼:烧,烤,此处指烫。

②长生:长寿。

③大语:大声说话。

趣味拾遗

《红楼梦》第五十三回，从晴雯生病到病好的过程，直接说出了贾府治疗伤风咳嗽这种常见疾病的秘方。“这贾宅中的风俗秘法，无论上下，只一略有些伤风咳嗽，总以净饿为主，次则服药调养。”由此可知，贾府治疗常见疾病的秘方就是“净饿”，得了伤风感冒，首先是饿肚子，然后才是服药调养，一般来说，饿两顿或饿两三日就会好，这都是因为平时吃了太多油腻的山珍海味。

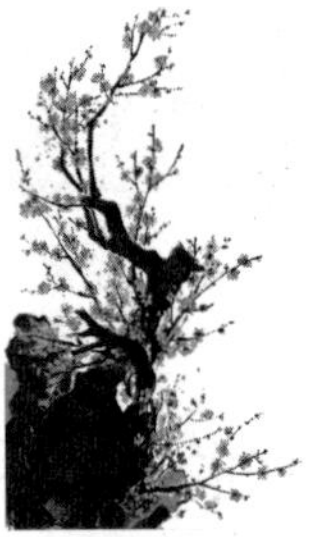

春宜食辛，夏宜食酸，秋宜食苦，冬宜食咸，此皆助五脏，益血气，辟①诸病。食酸咸甜苦，即不得过分食。春不食肝，夏不食心，秋不食肺，冬不食肾，四季不食脾。如能不食此五脏，尤顺天理。燕不可食，入水为蛟蛇所吞，亦不宜杀之。饱食讫即卧，成病背疼。饮酒不欲多，多即吐，吐不佳。醉卧不可当②风，亦不可用扇，皆损人③。

【注】

①辟：躲开，避免。

②当：对着，面对。

③损人：损伤身体。

延伸阅读

酸味食物,传统认为具有收敛固涩的作用,现代研究发现其富含抗氧化物质,确实具有保肝功效。甜味食物,传统认为具有补益作用,现代研究证实其能快速补充能量。苦味食物,传统认为具有清热泻火的作用,现代研究发现其含有多种生物活性物质,可能具有调节心血管功能的作用。辣味食物,传统认为具有发散作用,现代研究证实其能刺激血液循环。咸味食物,传统认为具有软坚散结的作用,现代研究证实其富含矿物质。

白蜜勿合李子同食,伤五内①。醉不可强②食,令人发痈疽③,生疮。醉饱交接,小者令人面皯④、咳嗽,不幸伤绝脏脉,损命。凡食,欲得恒温暖,宜入易消,胜于习冷⑤。凡食,皆熟胜于生,少胜于多。饱食走马⑥成心痴。饮水勿忽咽之,成气病及水癖⑦。

【注】

①五内:五脏。

②强:勉强。

③痈疽:病名。指损伤面较大较深的急性化脓性疾患。

④皯：面色黝黑。

⑤习冷：习惯吃冷的食物。

⑥走马：骑马。

⑦水癖：病名。因水气结聚两胁而成癖病。

妙趣锦囊

李子，中药名。为蔷薇科李属植物李的果实。分布于陕西、甘肃、四川、云南、贵州等地。生于山坡灌丛中、山谷疏林中或水边、沟底、路旁，海拔400～2600米处。具有清热、生津之功效，常用于虚劳骨蒸、消渴。《本草求真》记载："《素问》言李味属肝，故治多在于肝，正思邈所谓肝病宜李之意也。中有痼热不调，骨节间有痨热不治，得此酸苦性入，则热得酸则敛，得苦则降，而能使热悉去也。"

人食酪[①]，勿食酢[②]，变为血痰及尿血。食热食汗出，勿洗面，令人失颜色[③]，面如虫行。食热食讫，勿以醋浆漱口，令人口臭及血齿[④]。马汗息[⑤]及马毛入食中，亦能害人。鸡、兔、犬肉，不可合食。烂茆[⑥]屋上水滴浸者，脯[⑦]名曰郁脯，食之损人。

【注】

①酪：乳酪。

②酢(cù)：醋，酸性调味液体。

③颜色：面色。

④血齿：牙齿出血。

⑤马汗息：马鼻子上面的黏液与马呼出的气息。

⑥茆：同“茅”。茅草。

⑦脯：干肉。后又指脱水处理的瓜果。

妙趣锦囊

肉脯是猪肉或牛肉经腌制、烘烤的片状肉制品，其产品特点是：棕红色，肉脯切片均匀。肉脯的制作技艺可以追溯到古代，最初是为了延长肉类的保存时间。通过腌制、干燥等工艺，古人创造出了这种独特的肉制品。《齐民要术》中就有关于肉脯制作的详细记载，反映了其悠久的历史。不同地区的肉脯各具特色。靖江肉脯以薄、脆著称，厦门肉脯则偏重甜味儿，潮汕肉脯强调原味。这些地方特色反映了各地饮食文化的差异，也丰富了肉脯的种类。

久饥不得饱食，饱食成癖病。饱食夜卧失覆[①]，多霍乱[②]死。时病新差[③]，勿食生鱼，成痢不止。食生鱼，勿食乳酪，变成虫。食兔肉，勿食干姜，成霍乱。人食肉，不用取上头最肥者，必众人先目[4]之，食者变成结气及疰疠[5]，食皆然。

【注】

①失覆：没有盖好被子。

②霍乱：以突发呕吐、腹泻为主要症状的疾病。

③差：病好了。

④目：看。

⑤疰（zhù）疠：指有传染性和病程长的慢性病。疰，中医指发于夏令的季节性疾病，症状是微热食少，身倦肢软，日渐消瘦。疠，疾疠，指具有传染性的疾病。

拓宽视野

霍乱是由霍乱弧菌引起的疾病，因食用被霍乱弧菌污染的食物或水源感染。该疾病发病急、传播快，其主要表现为腹泻、排“米泔样”便、呕吐，属于国际检疫传染病。几乎所有死亡病例都发生在发展中国家，其中60%的新发病例和68%的死亡病例发生在非洲。2024年9月，世界卫生组织公布的数据显示，相较于2022年，2023年全球报告的霍乱病例数增加13%，死亡人数上升71%。

空腹勿食生果，令人膈上热，骨蒸[1]，作痈疖[2]。铜器盖食，汗出[3]落食中，食之发疮肉疽[4]。触寒未解[5]食热食，亦作刺风。饮酒热未解，勿以冷水洗面，令人面发疮。饱食勿沐发[6]，沐发令人作头风。

【注】

①骨蒸：形容阴虚潮热的热气自里透发而出。

②痈疖：指痈疽、疖肿、疔疮、丹毒等多种体表感染性疾病。

③汗出：此处指水蒸气在铜器上凝结成的小水珠。

④肉疽：病名。阴疽之泛称。疽，毒疮。

⑤解：痊愈。

⑥沐发：洗头发。

拓宽视野

头风病是一种以慢性阵发性头痛为主要临床表现的疾病。在中医理论中，头风属于“头痛”范畴，其病因病机复杂。《黄帝内经》认为头风与肝风内动有关。后世医家进一步丰富了头风的理论，认为其与外感风邪、内伤情志、饮食不节等多种因素有关。从现代医学角度看，头风涉及多种疾病，如偏头痛、紧张性头痛、丛集性头痛等。每种头痛类型都有其特定的病理生理机制。预防措施：注意生活规律，饮食有节，防止因过劳，饮食不当而使病情反复。保持心情舒畅，使气血流畅。根据具体情况适当活动，如经常散步、练气功、打太极拳等，以促进气血运行，使脑髓得以濡养。

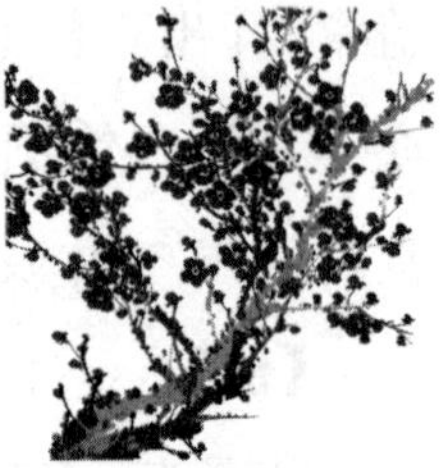

荞麦和猪肉食，不过三顿成热风[①]。干脯勿置[②]秫米[③]瓮中，食之闭气。干脯火烧不动，出火始动，擘[④]之筋缕相交者，食之患人[⑤]或杀人。羊胛中有肉如珠子者，名羊悬筋，食之患癫痫[⑥]。诸湿食不见形影者，食之成疰，腹胀。暴疾[⑦]后不周饮酒，膈上变热。新病差不用食生枣、羊肉、生菜，损颜色，终身不复，多致死，膈上热蒸。凡食热脂饼物，不用饮冷醋、浆水[⑧]，善[⑨]失声若咽。

【注】

①热风：病名。由风邪挟热所致的疾病。

②置：搁，安放。

③秫米：中药名。具有祛风除湿，和胃安神，解毒敛疮之功效。

④擘：刨，分裂。

⑤患人：让人得病。

⑥癫痫：病名。由脑部疾患或脑外伤等引起，发作时突然昏倒，全身痉挛，或口吐白沫，俗称羊痫风、羊角风。

⑦暴疾：突然发作的急性病。

⑧浆水：古代一种酸味儿饮品。

⑨善：容易。

妙趣锦囊

荞麦，又称普通荞麦、甜荞、乌麦等，为蓼科荞麦属一年生草本植物。荞麦的用途十分广泛，不仅可加工制成多种食品，如荞麦饼、荞麦面等，还是羊、牛、猪等禽畜的优良精饲料。荞麦的茎叶、种子均可作为中药材入药，据中国药学典籍记载，其主治消化不良、下气、痢疾等病症。此外，荞麦还具有去污性能，有人用它洗头发、衣服等；其皮壳不仅是提取碳酸钾的原料，还是一种很好的燃料。

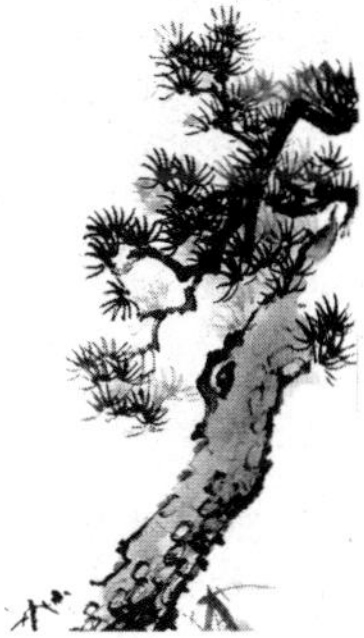

生葱白合蜜食，害人。切忌干脯得水自动，杀人。曝①肉作脯，不肯燥②，勿食。羊肝，勿合椒食，伤人心。胡瓜合羊肉食之，发热。多酒食肉，名曰痴脂，忧狂无恒③。食良药、五谷充悦④者，名曰中士。犹虑疾苦，食气保精存神，名曰上士，与天同年。

【注】

①曝：晒。

②不肯燥：不能完全晒干。

③忧狂无恒：忧郁，狂躁不定。

④五谷充悦：以五谷为食。

延伸阅读

养护精神在现代健康管理中占据核心地位，它不仅是预防疾病的重要手段，也是提高生活质量的关键因素。养护精神对预防疾病具有重要作用。通过调节心理状态，可以降低应激反应，减少相关疾病的发生。例如，良好的情绪管理有助于预防高血压、冠心病等疾病。建立健康的生活方式对养护精神至关重要，包括均衡饮食、充足睡眠、适度社交等。这些生活方式的调整可以改善精神状态。

拓展时刻

在中华饮食文化中，“食物相生相克”之说源远流长。从《黄帝内经》《饮膳正要》到《本草纲目》，历代医学著作都对食物搭配做出相关论述。这些理论在民间广为流传，形成了独特的饮食文化。

食物相生相克理论建立在中医阴阳五行学说基础之上，其核心在于食物之间的相互作用。相生指的是某些食物搭配能够产生协同效应，促进营养吸收或增强保健功效。相克则指某些食物搭配可能产生不利影响，这种影响主要体现在营养成分的相互干扰、消化吸收的阻碍等方面。

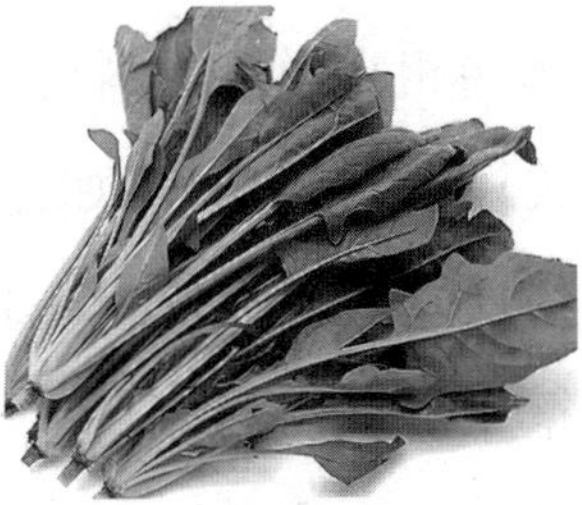

在食物相生方面，现代营养学研究证实，许多传统食物相生搭配确实具有科学依据。菠菜富含铁元素，但植物性铁的吸收率较低。当菠菜与富含维生素 C 的柠檬或番茄搭配时，维生素 C 可以将三价铁还原为更易吸收的二价铁，显著提高铁的吸收率。这种搭配特别适合贫血人群。牛奶富含钙质，而维生素 D 可以促进钙的吸收。因此，在饮用牛奶时搭配富含维生素 D 的蘑菇或鱼类，能够提高钙的利用率，有助于骨骼健康。姜具有温中散寒的功效，红糖富含铁质和多种矿物质，两者搭配可以增强暖身效果，特别适合在寒冷季节或体质虚寒者饮用。胡萝卜中的β-胡萝卜素是脂溶性物质，与油脂同食可以提高其吸收率。

在食物相克方面，现代营养学的研究表明，部分传统说法确实有其科学依据。例如，菠菜与豆腐同食会产生草酸钙，影响钙的吸收。许多人对食物相克存在过度解读，将个别现象普遍化。例如，传统认为螃蟹与柿子相克，但实际上，只有在大量食用时才可能产生不适。这种过度解读可能导致不必要的饮食禁忌。忽视剂量因素是常见的误区。许多相克现象只有在大量食用时才会产生明显影响。例如，茶叶确实会影响铁的吸收，但日常饮茶量一般不会导致严重缺铁。现代营养学研究可以帮助我们辨别哪些相克说法有科学依据，哪些需要重新审视。与其过分关注食物相克，不如注重整体饮食结构的合理性。多样化的饮食可以降低单一食物相克的影响。考虑个体差异，根据年龄、健康状况等因素制定饮食方案，比统一化的相克禁忌更有意义。

在对待食物相生相克理论时，我们需要保持理性态度。饮食文化是中华文明的重要组成部分，但在传承传统的同时，我们也要用科学的眼光去伪存真。只有这样，才能让古老的饮食智慧在现代社会焕发新的生机。

饮食方

汤品类

青脆梅汤 用青翠梅三斤十二两[编者注:以十六两为1斤(500克),下同],生甘草末四两,炒盐一斤,生姜一斤四两,青椒三两,红干椒半两,将梅去核擘开两片。大率青梅汤家家有方,其分两亦大同小异。初造之时,香味亦同,藏至经月,便烂熟如黄梅汤耳。盖有说焉:一用青梅须在小满前采,捶碎核,去仁,不得犯手,用干木匙拨去,打拌亦然。捶碎之后,摊在筛上,令水略干。二用生甘草。三用炒盐,须待冷。四用生姜,不经水浸,擂碎。五用青椒,旋摘,晾干。前件一齐炒拌,仍用木匙抄入新瓶内,止可藏十余盏汤料者,乃留些盐掺面,用双重油纸紧扎瓶口。如此,方得一脆字也。梅与姜或略犯手,切作丝亦可。

茉莉汤 将蜜调涂在碗中心抹匀,不令洋流。每于凌晨,采摘茉莉花三二十朵,将蜜碗盖花,取其香气熏之。午间去花,点汤甚香。

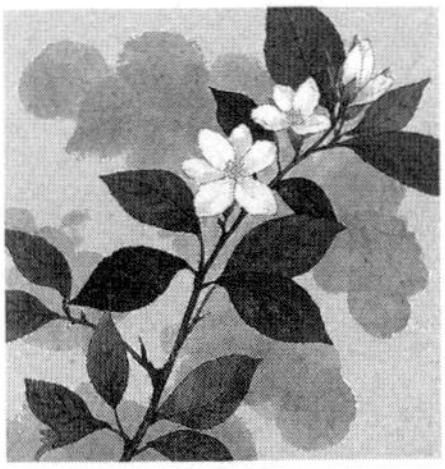

柏叶汤 采嫩柏叶,线系垂挂一大瓮中,纸糊其口,经月取用。如未甚干,更闭之,至干,取为末,如嫩草色。不用瓮,只密室中亦可,但不及瓮中者青翠。若见风则黄矣。此汤可以代茶夜话,饮之尤醒睡。饮茶多则伤人,耗精气,害脾胃，柏叶汤甚有益。又不如新采洗净，点更为上。

橘汤 橘一斤，去壳与中白瓤、膜，以皮细切，同橘肉捣碎，炒盐一两，甘草一两，生姜一两，捣汁和匀。橙子同法。曝干，密封。取以点汤服之，妙甚。

暗香汤 梅花将开时，清旦摘取半开花头连蒂，置磁瓶内，每一两重，用炒盐一两洒之，不可用手漉坏。以厚纸数重，密封置阴处。次年春夏取开，先置蜜少许于盏内，然后用花二三朵置于中，滚汤一泡，花头自开，如生可爱，充茶香甚。一云蜡点花蕊阴干，如上加汤亦可。

绿豆汤 将绿豆淘净下锅，加水，大火一滚，取汤停冷，色碧，食之解暑。如多滚则色浊，不堪食矣。

杏酪汤 板杏仁用三两半，百沸汤二升浸盖，候冷即换沸汤。如是五度了，逐个掐去皮尖，入小砂盆内细研。次用好蜜一斤，于铫子内炼三沸，看滚掇起，候半冷，旋倾入杏泥，又研。如是旋添入研和匀，以之点汤服。

熟水类

紫苏熟水 取叶，火上隔纸烘焙，不可翻动，候香收起。每用，以滚汤洗泡一次，倾去，将泡过紫苏入壶，倾入滚水。服之能宽胸导滞。

沉香熟水 用上好沉香一二小块，炉烧烟，以壶口覆炉，不令烟气旁出。烟尽，急以滚水投入壶内，盖密。泻服。

花香熟水 采茉莉、玫瑰，摘半开蕊头，用滚汤一碗，停冷，将花蕊浸水中，盖碗密封。次早用时，去花，先装滚汤一壶，入浸花水一二小盏，则壶汤皆香霭可服。

豆蔻熟水 用豆蔻一钱，甘草三钱，石菖蒲五分，为细片，入净瓦壶，浇以滚水，食之如味浓，再加热水可用。

香橼汤 用大香橼不拘多少，以二十个为规，切开，将内瓤以竹刀刮出，去囊袋并筋收起。将皮刮去白，细细切碎，笊篱热滚汤中焯一二次，榨干收起，入前瓤内。加炒盐四两，甘草末一两，檀香末三钱，沉香末一钱，不用亦可，白豆仁末二钱和匀，用瓶密封，可久藏。每用以箸挑一二匙，冲白滚汤服。胸膈胀满、膨气，醒酒化食，导痰开郁，妙不可言。不可多服，恐伤元气。

粥糜类

芡实粥 用芡实去壳三合，新者研成膏，陈者作粉，和粳米三合，煮粥食之。益精气，强智力，聪耳目。

牛乳粥 用真生牛乳一盅，先用粳米作粥，煮半熟，去少汤，入牛乳，待煮熟盛碗，再加酥一匙食之。

甘蔗粥 用甘蔗榨浆三碗，入米四合煮粥，空心食之。治咳嗽虚热，口燥，涕浓，舌干。

山药粥 用羊肉四两烂捣，入山药末一合，加盐少许，粳米三合，煮粥食之。治虚劳骨蒸。

猪肾粥 用人参二分，葱白些少，防风一分，俱捣作末，同粳米三合，入锅煮半熟。将猪肾一对去膜，预切薄片，淡盐腌顷刻，放粥锅中，投入再莫搅动，慢火更煮良久。食之能治耳聋。

肉米粥　用白米先煮成软饭。将鸡汁，或肉汁，虾汁汤，调和清过。用熟肉碎切如豆，再加茭笋、香荵，或松瓢等物，细切，同饭下汤内，一滚即起，入供。以咸菜为过，味甚佳。

脯鲊类

千里脯　牛羊猪肉皆可，精者一斤，浓酒二盏，淡醋一盏，白盐四钱，冬三钱。茴香、花椒末一钱，拌一宿，文武火煮，令汁干，晒之。妙绝，可安一月。

肉鲊　精肉一斤，去筋，盐一两，入炒米粉些少，多要酸。肉皮三斤，滚水焯，切薄丝片，同精肉切细拌，用箬包，每饼四两重。冬天灰火焙三日用，盖上留一小孔。夏天一周时可吃。

火肉　以圈猪方杀下，只取四只精腿，乘热用盐。每一斤肉盐一两，从皮擦入肉内，令如绵软。以石压竹栅上，置缸内二十日，次第翻三五次，用稻柴灰一重间一重叠起，用稻草烟熏一日一夜，挂有烟处。初夏，水中浸一日夜，净洗，仍前挂之。

腊肉　肥嫩獖猪肉十斤，切作二十段，盐八两，酒二斤，调匀，猛力搙入肉中，令如绵软。大石压去水，晾十分干，以剩下所腌酒调糟涂肉上，以篾穿挂通风处。又法：肉十斤，先以盐二十两，煎汤澄清取汁，置肉汁中。二十日取出，挂通风处。一法：夏月盐肉，炒盐擦入匀，腌一宿挂起。见有水痕，便用大石压去水干，挂风中。

鱼鲊 鲤鱼、青鱼、鲈鱼、鲟鱼皆可造。去鳞肠，旧筅帚缓刷去脂腻腥血，十分令净，挂当风处一二日，切作小方块。每十斤用生盐一斤，夏月一斤四两，拌匀，腌器内。冬二十日，春秋减之。布裹石压，令水十分干，不滑不韧。用川椒皮二两，莳萝、茴香、砂仁、红豆各半两，甘草少许，皆为粗末，淘净白粳米七八合炊饭，生麻油一斤半，纯白葱丝一斤，红曲一合半，捶碎。以上俱拌匀，磁器或水桶按十分实，荷叶盖，竹片扦定，更以小石压在上，候其自熟。春秋最宜造，冬天预腌下作坯可留。临用时旋将料物打拌。此都中造法也。鲞鱼同法，但要干方好。

大熝肉 肥嫩在圈猪约四十斤者，只取前腿，去其脂，剔其骨，去其拖肚净。取肉一块，切成四五斤块，又切作十字，为四方块。白水煮七八分熟，捞起停冷，搭精肥切作片子，厚一指。净去其浮油，水用少许，厚汁放锅内，先下熝料，次下肉，又次淘下酱水，又次下原汁烧滚，又次下末子细熝料在肉上，又次下红曲末，以肉汁解薄，倾在肉上，文武火烧滚令沸，直至肉料上下皆红色，方下宿汁，略下盐，去酱板，次下虾汁，掠去浮油，以汁清为度。调和得所，顿热用之。其肉与汁，再不下锅。

酒发鱼法 用大鲫鱼破开，去鳞、眼、肠胃，不要见生水，用布抹干。每斤用神曲一两、红曲一两，为末，拌炒盐二两，胡椒、茴香、川椒、干姜各一两，拌匀，装入鱼空肚内，加料一层，共装入坛内，包好泥封。十二月内造了，至正月十五后开。又翻一转，入好酒浸满，泥封，至四月方熟，取吃。可留一二年。

酒腌虾法 用大虾，不见水洗，剪去须尾。每斤用盐五钱，腌半日，沥干，入瓶中，虾一层，放椒三十粒，以椒多为妙。或用椒拌虾装入瓶中亦妙。装完，每斤用盐三两，好酒化开，浇入瓶内，封好泥头。春秋五七日即好吃，冬月十日方好。

湖广鲊法 用大鲤鱼十斤，细切丁香块子，去骨并杂物。先用老黄米炒燥碾末，约有升半，配以炒红曲升半，共为末听用。将鱼块称有十斤，用好酒二碗，

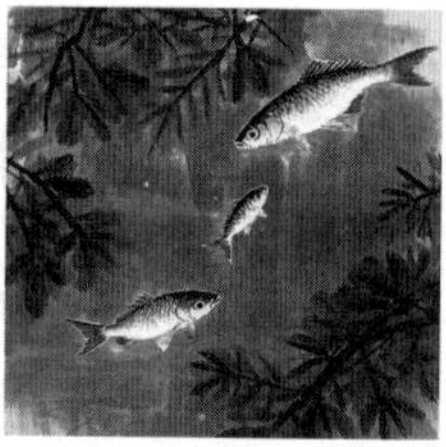

盐一斤，夏月用盐一斤四两，拌鱼腌磁器内。冬腌半月，春夏十日。取起洗净，布包榨十分干。以川椒二两，砂仁一两，茴香五钱，红豆五钱，甘草少许，为末，麻油一斤八两，葱白头一斤，先合米曲末一升，拌和纳坛中，用石压实。冬月十五日可吃，夏月七八日可吃。吃时再加椒料米醋为佳。

（节选自《遵生八笺》）

杂诫忌禳害祈善篇第三

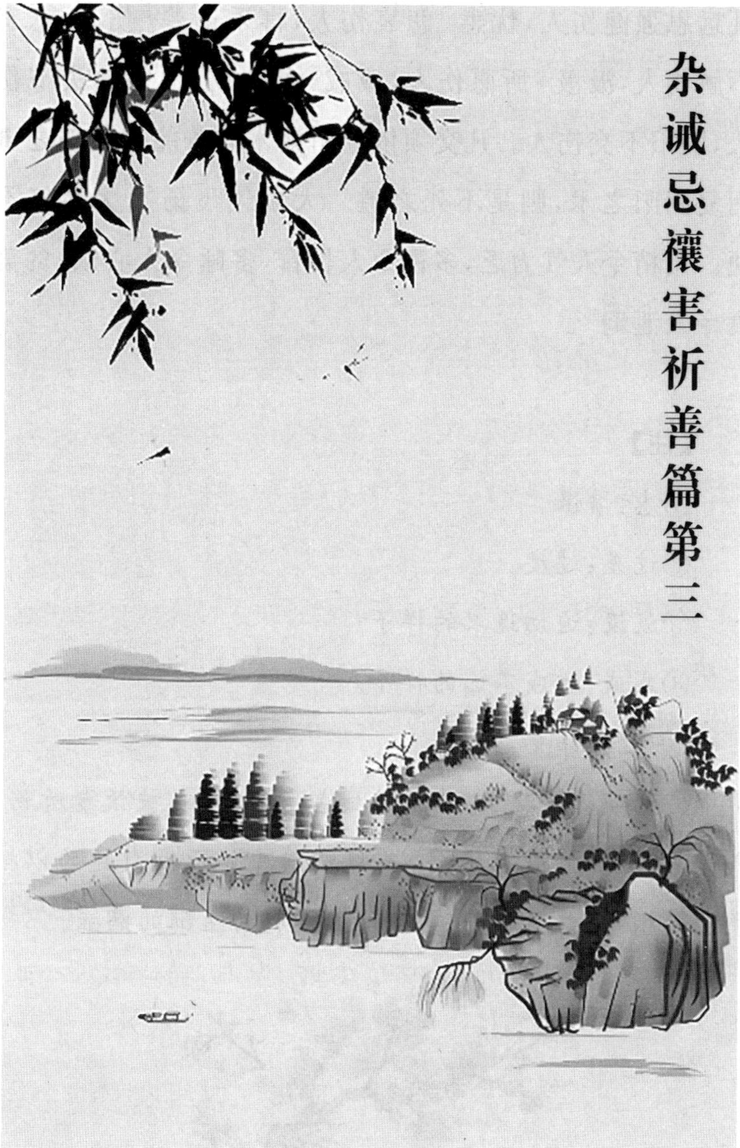

久视伤血，久卧伤气，久立伤骨，久行伤筋，久坐伤肉。凡远思强健伤人，忧恚① 悲哀伤人，喜乐过差② 伤人，忿怒不解伤人，汲汲③ 所愿伤人，戚戚④ 所患伤人，寒热失节伤人，阴阳不交伤人。凡交须依导引诸术。若能避众伤之事而复阴阳之术，则是不死之道。大乐气飞扬⑤，大愁气不通。用精令人气力乏，多视令人目盲，多睡令人心烦，贪美食令人泄痢⑥。

【注】

①恚：愤恨。

②过差：过度。

③汲汲：迫切追求的样子。

④戚戚：忧戚不已的样子。

⑤飞扬：昂扬，振奋。

⑥泄痢：病名。指泄泻，因感受外邪，或被饮食所伤，或情志失调，或脾胃虚弱，或脾肾阳虚等原因引起的以排便次数增多，粪便稀溏，甚至泄如水样为主证的病症。

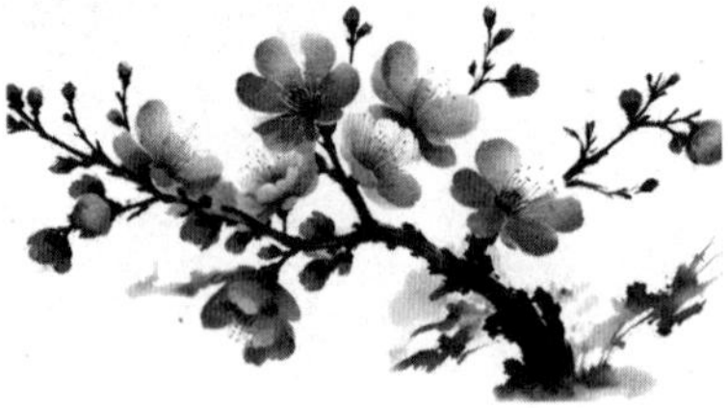

经典回顾

“中和”源自《黄帝内经》，是中医核心哲学思想。中医中和理论是以动态平衡为核心的生命观与诊疗原则，主张通过调节阴阳、气血、脏腑等系统的协调关系，使人体达到“阴平阳秘”的健康状态。其本质是“以和为贵，以平为期”的东方哲学在医学中的实践体现。中医中和理论不仅是疾病治疗的标尺，而且是贯穿养生、诊断、药食配伍的系统性平衡法则，与西医“内环境稳态”理论形成跨文明呼应。

俗人但知贪于五味，不知元气可饮。圣人知五味之生病，故不贪，知元气可服，故闭口不言，精气自应[①]也。唾不咽则海不润，海不润则津液乏，是知[②]服元气，饮醴泉，乃延年之本也。

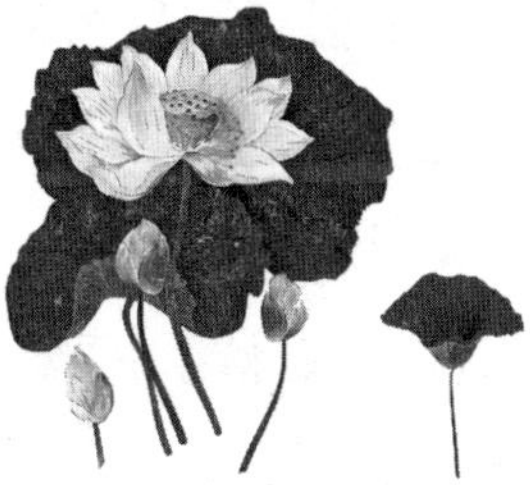

【注】

①应：相应。

②是知：由此可知。

拓宽视野

唾液与肾脏在体液平衡、电解质调节、废物排泄、酸碱平衡及疾病诊断等方面存在密切联系。两者共同协作，确保体液总量和分布的稳定，共同维持体内电解质的动态平衡，共同参与体内废物的清除过程，确保体内酸碱环境的稳定。唾液检测作为一种非侵入性方法，可用于肾脏疾病的早期筛查和病情监测。两者在激素调节方面也存在一定的关联。

沐浴无常[①]不吉，夫妇同沐浴不吉，新沐浴及醉饱，远行归还，大疲倦，并不可行房室之事，生病，切慎之。丈夫勿头北卧，令人六神不安，多愁忘。勿跂[②]井，今古大忌。若见十步地墙[③]，勿顺墙坐卧，被风吹，发癫痫疾。勿怒目久视日月，失目明。凡大汗忽脱衣，不慎多患偏风[④]，半身不遂。新沐浴讫，不得露头当风，不幸得大风[⑤]刺风疾。触寒来，勿临面火上，成痫，起风眩[⑥]。凡汗，勿跂床悬脚，久成血痹[⑦]，足重腰疼。凡脚汗，勿入水。作骨痹[⑧]，亦作遁疰。久忍小便，膝冷兼成冷痹[⑨]。

【注】

①无常：没有规律。

②跂：踮起脚。

③地墙：矮墙。

④偏风：病名。指半身不遂。

⑤大风：病名。指麻风病，又称疠风。

⑥风眩：因风邪、风痰所致的眩晕。多由气血亏损，风邪上乘所致。

⑦血痹：病名。邪入血分而成的病症。

⑧骨痹：病名。指气血不足，寒湿之邪伤于骨髓的病症。

⑨冷痹：病名。痹证偏于寒邪伤人者。

知识链接

从寒冷环境进屋后，应避免直接用火烤脸。在寒冷环境中，面部血管会收缩以减少热量散失。如果突然用火烤脸，血管会迅速扩张，可能导致局部血液循环紊乱，甚至引发面部潮红、肿胀或毛细血管破裂。如果面部已经因寒冷出现轻微冻伤，直接烤火会使冻伤部位的组织受到进一步损伤。冻伤部位对温度变化非常敏感，突然加热可能导致组织坏死。冷热交替可能刺激神经，导致头痛或面部不适。对于有心脑血管疾病的人，温度骤变可能诱发血压波动，加剧健康风险。进屋后应先用温水洗手、洗脸，逐渐让身体适应室温。可以喝一些温水或热饮，从内部帮助身体回暖。

凡食热物汗出，勿荡风①，发痉头痛，令人目涩，饶②睡。凡欲眠，勿歌咏，不祥。起眠讫，勿大语，损人气。凡飞鸟投③人，不可食焉，若开口及毛下有疮，并不可食之。凡热泔④洗头，冷水濯⑤，成头风。凡人卧，头边勿安⑥火炉，令人头重、目赤、鼻干。凡卧讫，头边勿安灯，令人六神不安。冬日温足冻脑，春秋脑足俱冻，此乃圣人之常法也。凡新哭泣讫便食，即成气病。夜卧勿覆头，妇人勿跂灶坐，大忌。凡若唾⑦不用远，远即成肺病，令人手重、背疼、咳嗽。凡人魇⑧，勿点灯照，定魇死，暗唤之即吉，亦不可近前及急唤。

【注】

①荡风：顶风。

②饶：富足，多。

③投：投向。

④泔：淘米水。

⑤濯：洗。

⑥安：安放，放置。

⑦唾：吐唾沫。

⑧魇(yǎn)：梦中惊骇。

拓宽视野

梦魇是一种睡眠障碍，主要表现为睡眠中反复出现极度焦虑不安的梦境，导致强烈的不良情绪，如焦虑、恐惧、愤怒等。患者经常会因为怕再次经历类似的梦境而难以入睡。偶尔发作的梦魇不足以诊断为梦魇症，通常无须就医。如果梦魇频繁出现，或者与生活经历中的某些创伤事件有关，导致睡眠中断后因焦虑、恐惧不能再次入睡，对生活造成影响，需要及时就医。

凡人卧勿开口，久成消渴[1]，并失血色。凡旦起勿以冷水开目洗面，令人目涩、失明、饶泪[2]。凡行途中触热，逢河勿洗面，生乌皯。人睡讫忽觉，勿饮水更卧，成水痹。凡时病[3]新汗解[4]，勿饮冷水，损人心腹，不平复。凡空腹不可见闻臭尸，气入鼻令人成病。凡欲见死尸，皆须先饮酒及咬蒜辟毒气。凡小儿不用[5]令指月，两耳后生疮，是断名月蚀疮，捣虾蟆末敷，即差，并别余疮并不生。凡产妇不可见狐臭人，能令产妇著[6]肿。凡人卧不用于窗欂下，令人六神不安。凡卧，春夏欲得头向东，秋冬头向西，有所利益。凡丈夫饥，欲得坐小便，饱则立小便，令人无病。凡人睡，欲得屈膝侧卧，益人气力。凡卧，欲得数转侧，微语笑，欲令至少语，莫令声高大。

【注】

①消渴：中医术语。泛指以多饮、多食、多尿、形体消瘦，或尿有甜味儿为特征的疾病。

②饶泪：眼泪多。

③时病：又称“时令病”，指一些季节性发生的疾病。

④解：消除。

⑤不用：不要。

⑥著：导致，招致。

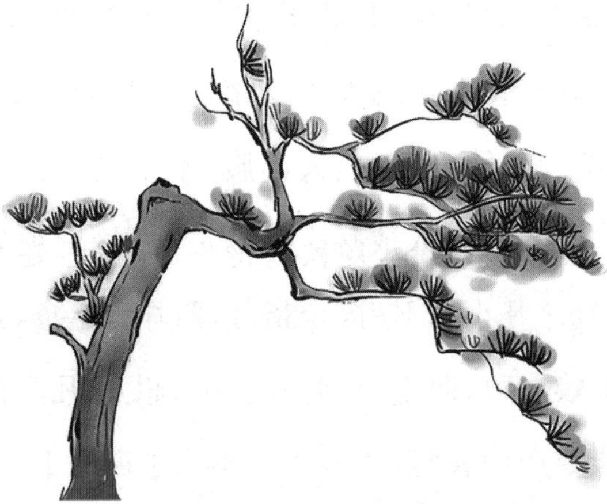

知识链接

四时八节是中国传统文化中用来描述一年中重要时间节点的概念,分别指四季(四时)和八个重要节气(八节)。每个季节和节气都与自然现象、农事活动以及风向变化密切相关。立春(东风):春季的开始,东风逐渐增强,天气转暖,万物复苏。春分(东风):春季的中点,昼夜平分,东风盛行,气候温和。立夏(南风):夏季的开始,南风逐渐增多,天气变热,雨水增多。夏至(南风):夏季的中点,白天最长,南风炎热,雷雨频繁。立秋(西风):秋季的开始,西风渐起,天气转凉,秋意渐浓。秋分(西风):秋季的中点,昼夜平分,西风凉爽,秋高气爽。立冬(北风):冬季的开始,北风渐强,天气变冷,万物进入休眠。冬至(北风):冬季的中点,夜晚最长,北风寒冷,降雪增多。

春欲得瞑[①]卧早起,夏秋欲得夜卧早起,冬欲得早卧晏[②]起,皆有所益。虽云早起莫在鸡鸣前,晏起莫在日出后,冬日天地闭,阳气藏,人不欲劳作汗出,发泄阳气,损人。新沐浴讫,勿当风结髻,勿以湿头卧,使人患头风、眩闷、发颓[③]、面肿、齿痛、耳聋。湿衣及汗衣,皆不可久著[④],令发疮及患风瘙痒。

【注】

①暝：日落，天黑。

②晏：晚，迟。

③发颓：发秃。

④著：穿，戴。

拓宽视野

湿着头发睡觉可能会对健康造成多种不良影响，主要原因如下：湿头发会持续蒸发水分，带走头部的热量，导致头部温度降低。在睡眠时，人体抵抗力较弱，头部受凉容易引发感冒或头痛。长期湿发睡觉可能导致慢性头痛或偏头痛，还可能导致头皮瘙痒、头皮屑增多，甚至引发头皮感染。在极端情况下，湿发睡觉可能导致面部受凉，引发面神经麻痹（面瘫）。正确的做法是：睡前用吹风机将头发彻底吹干，尤其是头皮部分。如果时间充裕，可以提前洗头，让头发自然晾干后再睡觉。

老君曰：正月旦[①]中庭向寅地[②]，再拜咒曰：（某甲）年年受大道之恩，太清玄门[③]愿还（某甲）去岁之年。男女皆三通。自咒，常行此道，延年（玄女[④]有清神之法，淮南[⑤]崇祠灶之规，咸欲体合真灵，护卫真生者）。《仙经秘要》：常存念心中，有气大如鸡子[⑥]，内赤外黄，辟众邪延年也。欲却众邪百鬼，常存念为炎火如斗，煌煌[⑦]光明，则百邪不敢干[8]人，可入瘟疫之中。暮卧，常存作赤气在外，白气在内，以覆身，辟众邪鬼魅。

【注】

①正月旦：农历正月初一。

②寅地：东北方位。寅，地支的第三位。

③玄门：道教。

④玄女：道教神仙之一。

⑤淮南：指淮南王刘安。

⑥鸡子：即鸡蛋。

⑦煌煌：光明，明亮。

⑧干：侵害。

趣味拾遗

天干地支，简称为干支，源自中国远古时代对天象的观测。“甲、乙、丙、丁、戊、己、庚、辛、壬、癸”称为十天干，“子、丑、寅、卯、辰、巳、午、未、申、酉、戌、亥”称为十二地支。十天干和十二地支依次相配，组成六十个基本单位，两者按固定的顺序相互配合，组成了干支纪年法。天干地支的发明影响深远，现在依旧在使用天干地支，用于历法、术数、计算、命名等各方面。

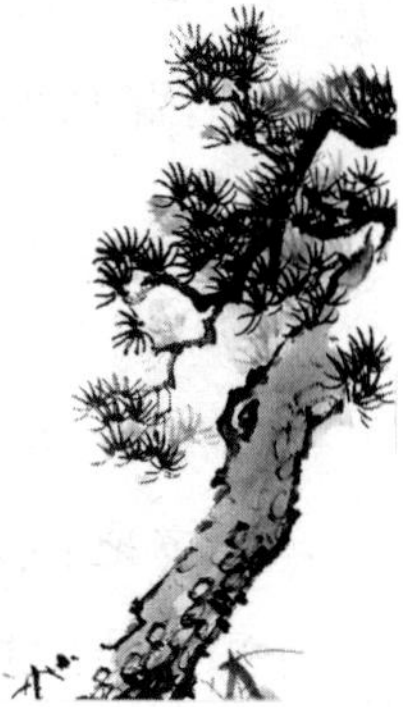

老君曰：凡人求道，勿犯五逆六不祥，有犯者凶。大小便向西，一逆；向北，二逆；向日，三逆；向月，四逆；仰视天及星辰，五逆。夜起裸形，一不祥；旦起嗔恚[1]，二不祥；向灶骂詈[2]，三不祥；以足内火，四不祥；夫妻昼合，五不祥；怨恚[3]师父，六不祥。凡人旦起恒言善事，天与之福，勿言奈何歌啸，名曰请祸[4]。慎勿上床卧歌，凶。始卧伏床凶，饮食伏床凶，以匙筋系盘上凶。司阴之神，在人口左，人有阴[5]祸，司阴白[6]之于天，天则考人魂魄。司杀之神，在人口右，人有恶言，司杀白之于司命，司命记之，罪满即杀。二神监口，唯向人求，非安可不慎言。舌者身之兵[7]，善恶由之而生，故道家所忌。

【注】

①嗔恚：指仇视、怨恨和损害他人的心理。

②骂詈：叱骂。

③怨恚：怨恨。

④请祸：招引灾祸。

⑤阴：暗中。

⑥白：告诉。

⑦兵：兵器，武器。

趣味拾遗

“祸从口出”是一个成语，意思是言语不慎可能招致灾祸。这一思想在历史上有很多典故和例子。杨修多次在公开场合揣测曹操的心思，并直言不讳。例如，曹操在门上写“活”字，杨修解释为“门太阔”，曹操虽表面称赞，内心却不满。最终，杨修因参与曹植与曹丕的世子之争，被曹操以“泄露军机”为由处死。

食玉泉者，令人延年，除百病。玉泉者，口中唾也。鸡鸣①、平旦②、日中③、日晡④、黄昏、夜半时，一日一夕。凡七漱玉泉食之，每食辄满口咽之，延年。发，血之穷；齿，骨之穷；爪，筋之穷。千过梳发，发不白；朝夕啄齿，齿不龋；爪不数截，筋不替。人常数欲照镜，谓之存形，形与神相存，此其意也。若矜⑤容颜色自爱玩，不如勿照。

【注】

①鸡鸣：指天亮之前。

②平旦：指清晨。

③日中：指中午。

④日晡：申时，指下午。

⑤矜：骄傲。

拓宽视野

梳头发不仅是一种日常护理行为，还对健康有多方面的益处。梳头时，梳齿对头皮的刺激可以促进血液循环，增加头皮的血液供应。良好的血液循环有助于毛囊获取更多营养，促进头发生长。梳头时对头皮的轻柔按摩可以刺激头部穴位，帮助放松神经，缓解压力。中医认为，头部有许多经络和穴位，梳头可以疏通经络，调和气血。睡前梳头可以帮助放松头部神经，缓解紧张情绪，有助于提高睡眠质量。此外，梳头可以缓解头痛、头晕，对改善记忆力也有一定帮助。

凡人常以正月一日、二月二日、三月三日、四月八日、五月一日、六月二十七日、七月十一日、八月八日、九月二十一日、十月十四日、十一月十一日、十二月三十日，但常以此日取枸杞菜，煮作汤沐浴，令人光泽，不病不老。月蚀宜救活[①]人，除殃[②]。活万人与天同功（天不好杀，圣人则之。不好杀者，是助天地长养，故招胜福[③]）。善梦可说，恶梦默之，则养性延年也。

【注】

①活：作动词，使……活。

②殃：灾祸，祸害。

③胜福：洪福。

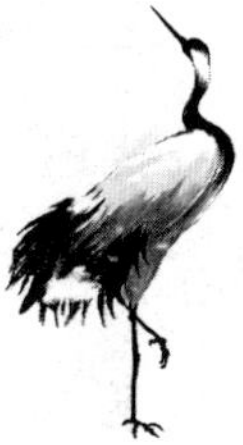

妙趣锦囊

枸杞菜，又名枸杞头、枸杞尖、枸杞苗、枸芽子、甜菜头，即枸杞的嫩梢、嫩叶，是初春时枸杞新长出的嫩苗，也是一种传统的野菜，略带苦味儿，后味微甜，很爽口，能清火明目，民间常用来治疗阴虚内热、咽干喉痛、肝火上扬、头晕、低热等。《食疗本草》中记载，枸杞头有坚筋耐老、除风、补益筋骨和去虚劳等作用。从古至今枸杞都是中医药较推崇的一味滋补药材，枸杞通身是宝，它的叶、茎、花、子、根、皮均有医疗保健作用，而枸杞叶、枸杞芽绝大部分营养成分都囤积在嫩芽及嫩叶之中，是强身壮体、延年益寿、美容养颜的佳品。

拓展时刻

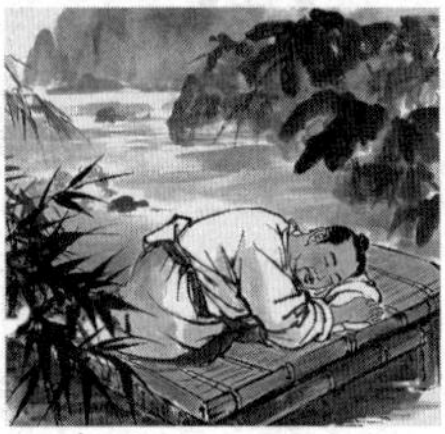

在现代社会，作息紊乱和睡眠问题日益普遍。据统计，超过60%的城市居民存在不同程度的睡眠障碍，这一现象严重影响着人们的身心健康和工作效率。

现代人普遍存在睡眠不足和睡眠质量下降的问题。工作压力、电子设备使用、不规律作息等因素都可能导致睡眠问题。调查显示，超过30%的成年人存在失眠症状。睡眠质量直接影响身心健康。长期睡眠不足可能导致记忆力下降、免疫力降低、情绪不稳定等问题。研究证实，睡眠障碍与抑郁症、焦虑症等精神疾病密切相关。生物钟失调会导致注意力不集中、判断力下降，降低工作效率。

应采取科学的方法调整作息。建立规律的作息时间是调整生物钟的基础。建议每天固定时间起床和入睡，即使在周末也尽量保持一致，差异不超过一小时。

合理规划日常活动有助于稳定生物钟。将重要工作安排在精力最充沛的时段，避免深夜工作。适当安排日间休息，但午睡时间不宜超过30分钟。光照管理是调节生物钟的有效方法。早晨接触充足的自然光有助于唤醒身体,晚上则应避免强光刺激,特别是蓝光。可以使用遮光窗帘,调暗室内灯光。调整睡前习惯有助于提高睡眠质量。建议睡前一小时停止使用电子设备,避免剧烈运动,可以尝试阅读或冥想等放松活动。

调整作息和改善睡眠是一个需要长期坚持的过程。通过科学的方法和持续的努力,我们可以逐步建立健康的作息规律,提高睡眠质量。这不仅有助于提升个人健康和工作效率,而且能改善整体生活质量。同时,对于严重的睡眠障碍,应及时寻求专业医师帮助。让我们重视作息规律和睡眠健康,采取积极行动,享受优质睡眠带来的种种益处,共同构建健康和谐的生活方式。

饮食方

酿造类

桃源酒　白曲二十两，锉如枣核，水一斗浸之，待发。糯米一斗，淘极净，炊作烂饭，摊冷。以四时消息气候，投放曲汁中，搅如稠粥，候发。即更投二斗米饭，尝之，或不似酒，勿怪。候发，又二斗米饭，其酒即成矣。如天气稍暖，熟后三五日，瓮头有澄清者，先取饮之，纵令酣酌，亦无伤也。此本武陵桃源中得之，后被《齐民要术》中采缀编录，皆失其妙，此独真本也。今商议以空水浸米尤妙。每造，一斗水煮取一升，澄清汁，浸曲，俟发。经一日，炊饭候冷，即出瓮中，以曲麦和，还入瓮中。每投皆如此。其第三第五，皆待酒发后，经一日投之。五投毕，待发定，讫一二日可压，即大半化为酒。如味硬，即每一斗蒸三升糯米，取大麦蘖曲一大匙，白曲末一大分，熟搅和，盛葛布袋中，纳入酒甏，候甘美，即去其袋。然造酒北方地寒，即如人气投之，南方地暖，即须至冷为佳也。

碧香酒　糯米一斗，淘淋清净，内将九升浸瓮内，一升炊饭。拌白曲末四两，用笤埋所浸米内，候饭浮，捞起。蒸九升米饭，拌白曲末十六两。先将净饭置瓮底，次以浸米饭置瓮内，以原淘米浆水十斤，或二十斤，以纸四五重密封瓮口。春数日，如天寒，一月熟。

腊酒 用糯米二石，水与酵二百斤足称，白曲四十斤足称，酸饭二斗，或用米二斗起酵，其味浓而辣。正腊中造煮时，大眼篮二个，轮置酒瓶在汤内，与汤齐滚，取出。

香雪酒 用糯米一石，先取九斗，淘淋极清，无浑脚为度。以桶量米准作数，米与水对充，水宜多一斗，以补米脚，浸于缸内。后用一斗米，如前淘淋，炊饭埋米上，草盖覆缸口二十余日。候浮，先沥饭壳，次沥起米，控干炊饭，乘热，用原浸米水澄去水脚。白曲作小块二十斤，拌匀米壳蒸熟，放缸底。如天气热，略出火气。打拌匀后，盖缸口，一周时，打头耙，打后不用盖。半周时，打第二耙。如天气热，须再打出热气。三耙打绝，仍盖缸口候熟，如用常法。大抵米要精白，淘淋要清净，耙要打得热气透则不致败耳。

建昌红酒 用好糯米一石，淘净，倾缸内，中留一窝，内倾下水一石二斗。另取糯米二斗煮饭，摊冷，作一团放窝内。盖讫，待二十余日饭浮，浆酸，摝去浮饭，沥干浸米。先将米五斗淘净，铺于甑底，将湿米次第上去，米熟，略摊气绝，翻在缸内中盖下，取浸米浆八斗、花椒一两，煎沸，出锅待冷。用白曲三斤，捶细，好酵母三碗，饭多少如常酒放酵法，不要厚了。天道极冷放暖处，用草围一宿。明日早，将饭分作五处，每放小缸中，用红曲一升，白曲半升取酵，亦作五分。每分和前曲饭同拌匀，舀在缸内，将余在熟米尽放面上盖定。候二日打扒。如面厚，三五日打一遍，打后，面浮涨足，再打一遍，仍盖下。十一月，二十日熟；十二月，一月熟；正月，二十日熟。余月不宜造。榨取澄清，并入白檀少许，包裹泥定。头糟用熟水随意副入，多二宿便可榨。

五香烧酒 每料糯米五斗，细曲十五斤，白烧酒三大坛，檀香、木香、乳香、川芎、没药各一两五钱，丁香五钱，人参四两，各为末。白糖霜十五斤，胡桃肉二百个，红枣三升，去核。先将米蒸熟，晾冷，照常下酒法，则要落在瓮口缸内，好封口。待发，微热，入糖并烧酒、香料、桃枣等物在内，将缸口厚封，不令出气。每七日开打一次，仍封，至七七日，上榨如常。服一二杯，以腌物压之，有春风和煦之妙。

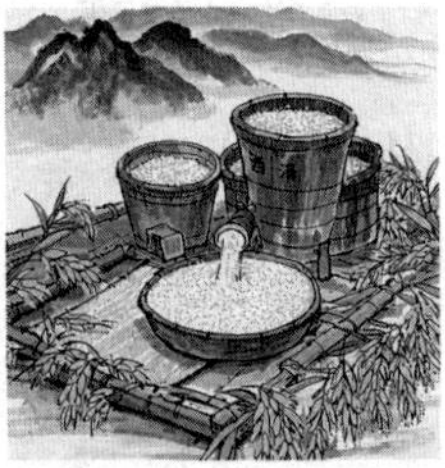

天门冬酒 醇酒一斗，用六月六日曲末一升，好糯米五升，作饭。天门冬煎五升，米须淘讫，晒干，取天门冬汁浸。先将酒浸曲，如常法，候熟，炊饭适寒温用，煎汁和饭，令相入投之。春夏七日，勤看勿令热，秋冬十日熟。东坡诗云“天门冬熟新年喜，曲米春香并舍闻”是也。

葡萄酒 法用葡萄子取汁一斗，用曲四两，搅匀，入瓮中封口，自然成酒，更有异香。又一法：用蜜三斤，水一斗，同煎，入瓶内，候温入曲末二两，白酵二两，湿纸封口，放净处。春秋五日，夏三日，冬七日，自然成酒，且佳。行功导引之时，饮一二杯，百脉流畅，气运无滞，助道所当不废。

黄精酒　用黄精四斤，天门冬去心三斤，松针六斤，白术四斤，枸杞五斤，俱生用，纳釜中。以水三石煮之一日，去渣，以清汁浸曲，如家酝法。酒熟，取清任意食之。主除百病，延年，变须发，生齿牙，功妙无量。

白术酒　白术二十五斤，切片，以东流水二石五斗，浸缸中二十日，去滓，倾汁大盆中，夜露天井中五夜，汁变成血，取以浸曲作酒，取清服，除病延年，变发坚齿，面有光泽，久服延年。

地黄酒　用肥大地黄切一大斗，捣碎，糯米五升作饭，曲一大升，三物于盆中揉熟，相匀倾入瓮中泥封。春夏二十一日，秋冬须二十五日。满日开看，上有一盏绿液，是其精华，先取饮之；余以生布绞汁如饴，收贮，味极甘美，功效同前。

菖蒲酒　取九节菖蒲生捣绞汁五斗。糯米五斗，炊饭。细曲五斤，相拌令匀，入磁坛密盖二十一日即开。温服，日三服之。通血脉，滋荣卫，治风痹、骨立、萎黄，医不能治。服一剂，百日后，颜色光彩，足力倍常，耳目聪明，发白变黑，齿落更生，夜有光明，延年益寿，功不尽述。

五加皮三骰酒 法用五加根茎、牛膝、丹参、枸杞根、金银花、松节、枳壳枝叶，各用一大斗，以水三大石，于大釜中煮取六大斗，去滓澄清水，准几水数浸曲，即用米五大斗炊饭，取生地黄一斗，捣如泥，拌下。二次用米五斗炊饭，取牛蒡子根，细切二斗，捣如泥，拌饭下。三次用米二斗炊饭，大蓖麻子一斗，熬捣令细，拌饭下之。候稍冷热，一依常法。酒味好，即去糟饮之。酒冷不发，加以曲末投之。味苦薄，再炊米二斗投之。若饭干不发，取诸药物煎汁热投。候熟去糟，时常饮之，多少常令有酒气。男女可服，亦无所忌。服之去风劳冷气，身中积滞宿疾，令人肥健，行如奔马，巧妙更多。

曲类

内府秘传曲方 白面一百斤，黄米四斗，绿豆三斗。先将豆磨去壳，将壳簸出，水浸放置一处听用。次将黄米磨末入面，并豆末和作一处，将收起豆壳浸水，倾入米面豆末内和起。如干，再加浸豆壳水，以可捻成块为准。踏作方曲，以实为佳，以粗桌晒六十日，三伏内做方好。造酒每石入曲七斤，不可多放，其酒清冽。

红白酒药 用草果五个，青皮、官桂、砂仁、良姜、茱萸、光乌各二斤，陈皮、黄柏、香附子、苍术、干姜、甘菊花、杏仁各一斤，姜黄、薄荷各半斤，每药料共称一斤，配糯米粉一斗，辣蓼二斤或五斤，水姜二斤捣汁，和滑石末一斤四两，如常法罨之。上料更加荜茇、丁香、细辛、三奈、益智、丁皮、砂仁各四两。

东阳酒曲 白面一百斤，桃仁三斤，杏仁三斤，草乌一斤，乌头三斤去皮，可减去其半，绿豆五升煮熟，木香四两，官桂八两，辣蓼十斤，水浸七日。沥母藤十斤，苍耳草十斤，同蓼草三味，入锅煎煮绿豆。每石米内，放曲十斤，多则不妙。

法制药品类

木香煎 木香二两，捣罗细末，用水三升，煮至二升。入乳汁半升，蜜二两，再入银石器中，煎如稀面糊，即入罗过粳米粉半合。又煎，候米熟稠硬，擀为薄饼，切成棋子，晒干为度。

法制木瓜 取初收木瓜，于汤内焯过，令白色，取出放冷。于头上开为盖子，以尖刀取去瓤子，便入盐一小匙，候水出，即入香药：官桂、白芷、藁本、细辛、藿香、川芎、胡椒、益智子、砂仁，上件药捣为细末，一个木瓜，入药一小匙。以木瓜内盐水调匀，更曝，候水干，又入熟蜜令满，曝，直候蜜干为度。

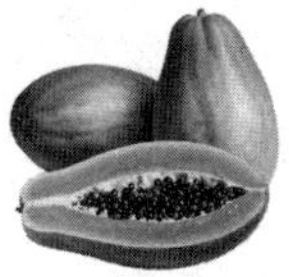

香茶饼子 孩儿茶、芽茶四钱，檀香一钱二分，白豆蔻

一钱半，麝香一分，砂仁五钱，沉香二分半，片脑四分，甘草膏和糯米糊搜饼。

法制芽茶 芽茶二两一钱作母，豆蔻一钱，麝香一分，片脑一分半，檀香一钱，细末，入甘草内缠之。

煎甘草膏子法 粉草一斤，锉碎，沸汤浸一宿，尽入锅内满，用水煎至半，滤去渣，扭干取汁。再入锅，慢火熬至二碗。换大砂锅，炭火慢熬至一碗，以成膏子为度。其渣减水煎三两次，取入头汁内并煎。

升炼玉露霜方 用真豆粉半斤，入锅火焙无豆腥。先用干净龙脑薄荷一斤，入甑中，用细绢隔住，上置豆粉，将甑封盖，上锅蒸至顶热甚，霜已成矣。收起粉霜，每八两配白糖四两，炼蜜四两，拌匀，捣腻，印饼或丸。含之消痰降火，更可当茶，兼治火症。

下卷

服气疗病篇第四

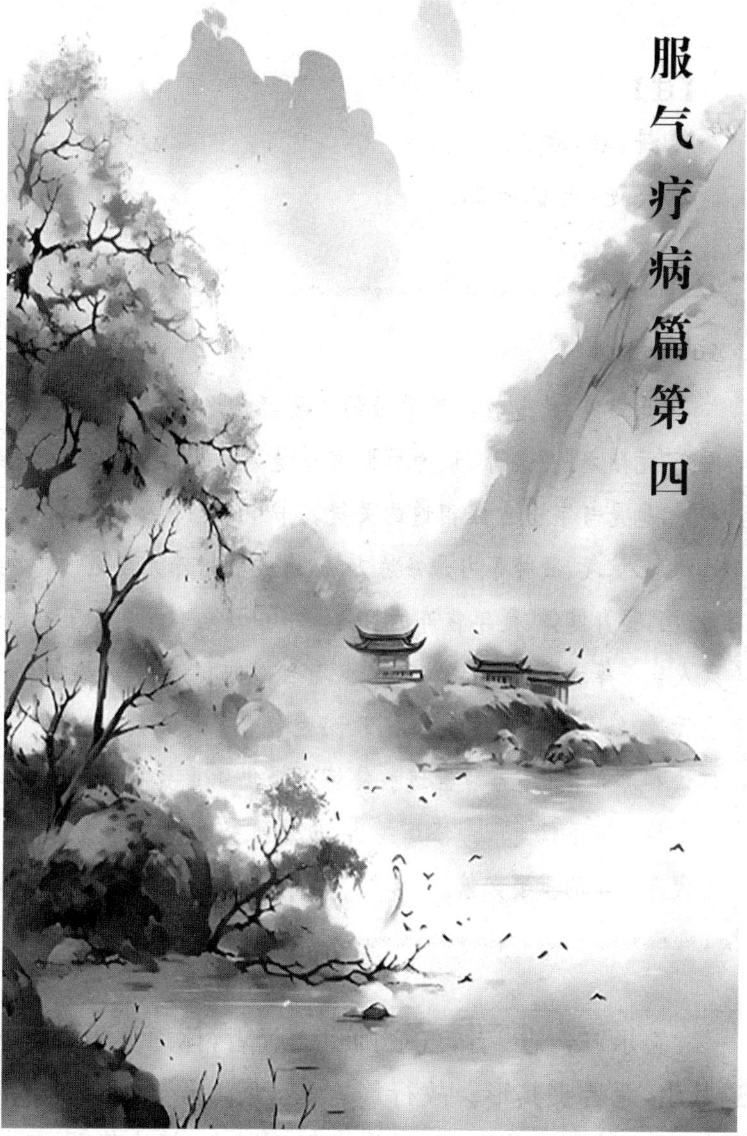

《元阳经》曰：常以鼻纳气，含而漱满，舌料[1]唇齿咽之，一日一夜得千咽甚佳。当少饮食，饮食多则气逆[2]，百脉闭，百脉闭则气不行，气不行则生病。

【注】

①料：触，碰。

②气逆：气机逆乱。

知识链接

《元阳经》是道教内丹学派的重要经典之一，其核心思想围绕“元阳之气”展开，认为元阳之气是人体生命能量的根本来源，也是与宇宙自然相通的关键。书中详细阐述了如何通过调息、炼气、凝神等内丹修炼方法，激发和培养元阳之气，从而达到强身健体、延年益寿的目的。书中还融合了阴阳五行、天人合一等道家哲学思想，强调人与自然的和谐统一，提倡顺应天道、修身养性。此外，《元阳经》还包含了许多具体的修炼口诀和养生法门，为后世道教修炼者提供了重要的理论与实践指导。它不仅是一部修炼经典，也是研究道教文化、哲学和古代养生学的重要文献。

《玄示》曰：志[1]者，气之帅也。气者，体之充也。善者遂其生，恶者丧其形。故行气之法，少食自节，动其形，和其气血，因轻[2]而止之，勿过失突复而还之，其状若咽，正体端形，心意专一，固守中外，上下俱闭，神周[3]形骸，调畅四溢[4]，修守关元[5]，满而足实，因之而众邪自出。

【注】

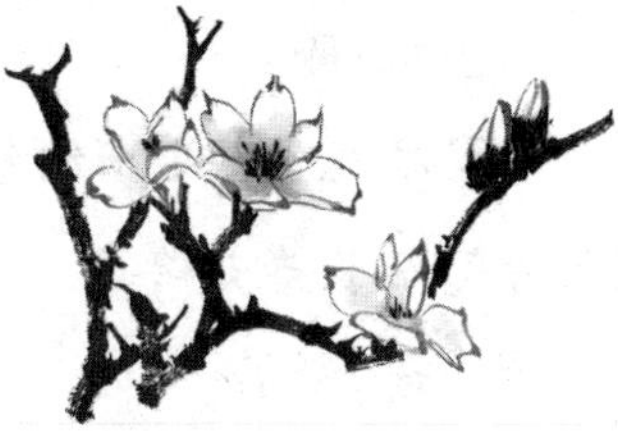

①志：情志，精神。

②因轻：趁(病)轻的时候。

③周：遍布。

④溢：溢满。

⑤关元：穴位名，在前正中线上，脐下三寸处，属任脉。

知识链接

《玄示》是一部道教经典，内容深奥，主要探讨宇宙的本源、天地的运行规律以及人与自然的联系。其核心思想围绕"玄"这一概念展开，认为"玄"是宇宙万物的根本，是无形无相却又无所不在的道之体现。书中通过隐喻和象征的手法，揭示了修炼者如何通过体悟"玄"的奥秘，达到与道合一的境界。《玄示》不仅包含丰富的哲学思想，还涉及内丹修炼、养生延年等实践方法，是研究道教宇宙观和修炼理论的重要文献之一。

彭祖曰：常闭气纳息，从平旦至日中，乃跪坐拭[1]目，摩搦[2]身体，舐[3]唇咽唾，服气[4]数十，乃起行言笑。其偶有疲倦不安，便导引闭气，以攻[5]所患，必存其身，头面九窍，五脏四肢，至于发端，皆令所在觉其气云行体中，起于鼻口，下达十指末，则澄和[6]真神，不须针药灸刺。

【注】

①拭：揩擦。

②摩搦：按摩，按下。

③舐：舔。

④服气：呼吸吐纳锻炼的一类气功功法，意在吸纳天地精气而长寿延年。

⑤攻：治疗。

⑥澄和：清朗和暖。

妙趣锦囊

呼吸是生命之本，也是养生的核心要素之一。古人云："呼吸精气，独立守神。"正确的呼吸方式能够调节气血运行，增强脏腑功能，平衡阴阳，从而提升身体的整体状态。深长而均匀的呼吸有助于放松身心，缓解压力，促进氧气与能量的充分交换，为细胞提供充足的养分。在传统养生实践中，如太极拳、气功、瑜伽等，呼吸的调控都是关键环节。有意识的呼吸练习，不仅可以改善体质，还能延年益寿，达到"气定神闲"的境界。因此，掌握科学的呼吸方法，是养生保健的重要途径。

凡行气欲除百病，随所在作念之。头痛念头，足痛念足，和气往攻之，从时至时，便自消矣。时气中[①]冷，可闭气以取汗，汗出辄[②]周身则解矣。行气闭气，虽是治身之要，然当先达解其理，又宜空虚，不可饱满。若气有结滞，不得空流[3]，或致发疮，譬如泉源不可壅遏[4]。若食生鱼、生菜、肥肉，及喜怒忧恚不除，而以行气，令人发上气。凡欲学行气，皆当以渐。

【注】

①中：射中。

②辄(zhé)：就。

③空流：顺畅流动。

④壅遏：阻塞之义。

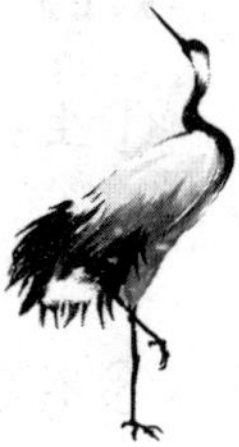

妙趣锦囊

腹式呼吸法，又称丹田呼吸法，是一种深层次的呼吸方法，强调通过膈肌的运动来实现呼吸。与浅表的胸式呼吸不同，腹式呼吸要求吸气时腹部自然鼓起，呼气时腹部缓缓收缩，使呼吸更加深长、缓慢而均匀。这种呼吸方法能够充分调动肺部的容量，增加氧气的摄入量，促进气血循环，增强脏腑功能。同时，腹式呼吸能激活位于腹部的丹田区域，有助于聚集和培养元气，提高身体的能量水平。在练习过程中，腹式呼吸有助于放松神经系统，缓解压力，改善睡眠质量。无论是日常养生，还是练习气功、瑜伽、太极等，腹式呼吸法都是不可或缺的基础技巧，长期坚持可显著提升身心健康。

刘君安曰：食生①吐死②，可以长存，谓鼻纳气为生，口吐气为死也。凡人不能服气，从朝至暮，常习不息③，徐而舒之，常令鼻纳口吐，所谓吐故纳新也。

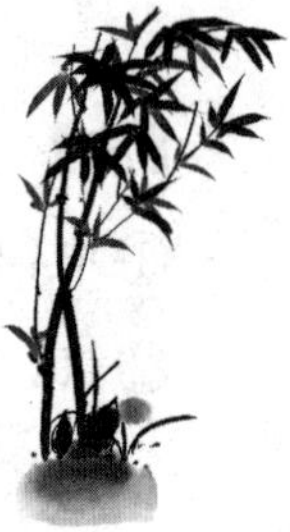

【注】

①生：新鲜。

②死：陈旧。

③不息：不停。

延伸阅读

淮南王刘安(公元前 179 年—公元前 122 年)，西汉文学家、道学家、思想家，汉高祖刘邦的孙子。刘安所著《淮南子》，以道家思想为核心，融合了儒家、法家、阴阳家等学派的思想。强调“道”是宇宙万物的本源，主张顺应自然、无为而治；提出“天人合一”的思想，认为人与自然应和谐共处；包含丰富的辩证法思想，如“物极必反”“祸福相依”等。有趣的是，刘安还是中国豆腐和豆浆的创始人。明朝李时珍在《本草纲目》中说：“豆腐之法，始于前汉淮南王刘安。”

《服气经》曰：道者，气也。保气则得道，得道则长存。神者，精也。保精则神明，神明则长生。精者，血脉之川流，守骨之灵神也。精去则骨枯，骨枯则死矣。是以为道，务宝[1]其精。从夜半至日中为生气[2]，从日中后至夜半为死气[3]，常以生气时正偃卧，瞑目握固（握固者，如婴儿之拳手，以四指押[4]拇指也），闭气不息，于心中数至二百，乃口吐气出之，日增息[5]。如此身神具，五脏安。能闭气至二百五十，华盖明（华盖，眉也），耳目聪明，举[6]身无病，邪不干[7]人也。

【注】

①宝：珍惜。

②生气：阳气。

③死气：阴气。

④押：同“压”。

⑤增息：增加闭气的次数。

⑥举：全。

⑦干：入侵。

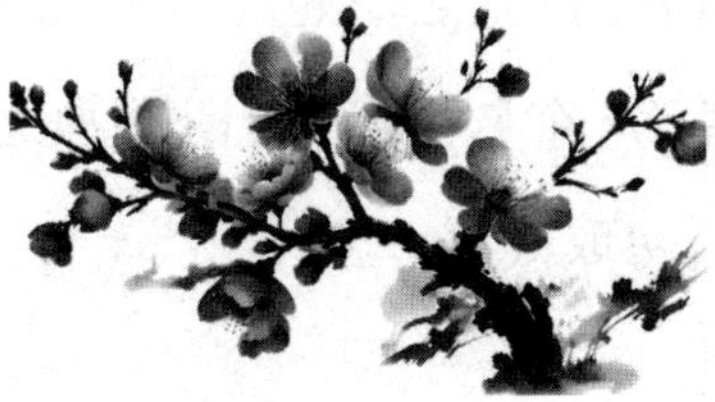

知识链接

《服气经》是一部古代道家经典著作，主要阐述通过调节呼吸（服气）来养生延年的方法。该书认为，人们通过特定的呼吸技巧，可以吸收天地精华之气，达到强身健体、延年益寿的目的。《服气经》详细介绍了各种呼吸方法，如深呼吸、闭气、吐纳等，并强调呼吸与意念的结合。这些方法体现了古代道家“天人合一”的思想，对后世气功、养生学的发展产生了深远影响。该书不仅是一部养生学著作，也反映了古代中国人对生命、自然的认识和探索。

凡行气，以鼻纳气，以口吐气，微而引[①]之，名曰长息。纳气有一，吐气有六。纳气一者，谓吸也。吐气有六者，谓吹、呼、唏[②]、呵、嘘[③]、呬，皆出气也。凡人之息，一呼一吸，元[④]有此数[⑤]。欲为长息吐气之法，时寒可吹，时温可呼。委曲[⑥]治病，吹以去风，呼以去热，唏以去烦，呵以下气，嘘以散滞，呬以解极[⑦]。凡人极者，则多嘘呬。道家行气，率不欲嘘呬。嘘呬者，长息之心也。此男女俱存法，法出于《仙经》。行气者，先除鼻中毛，所谓通神之路。若天露恶风[⑧]猛寒大热时，勿取气。

【注】

①引：延长。

②唏：叹息。

③嘘：慢慢地吐气。

④元：始，天生。

⑤数：命数。

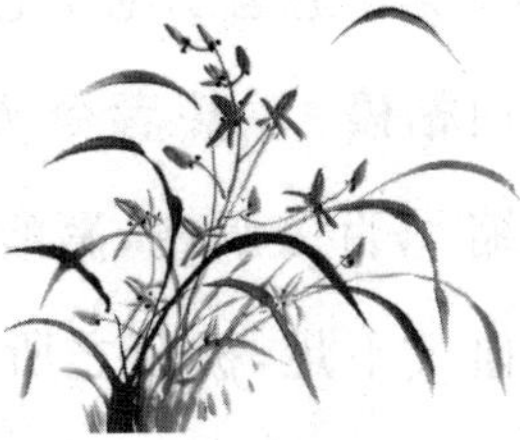

⑥委曲：事情的底细和原委。

⑦解极：解除身心疲困。

⑧天露恶风：大雾、狂风。

知识链接

《仙经》是一部重要的道教经典，强调“我命在我不在天”的积极人生观。书中详细记载了炼丹术、服气法、导引术等具体修炼方法，体现了古代中国人对生命奥秘的探索。作为道教修仙理论的集大成者，《仙经》对后世道教的发展产生了深远影响，也为研究古代科技、医药、养生等提供了宝贵资料。

《明医论》云：疾之所起，自生五劳[1]，五劳既用，二脏先损，心肾受邪，腑脏俱病。五劳者，一曰志劳，一曰思劳，三曰心劳，四曰忧劳，五曰疲劳。五劳则生六极，一曰气极，二曰血极，三曰筋极，四曰骨极，五曰精极，六曰髓极。六极[2]即为七伤，七伤故变为七痛，七痛为病，令人邪气多，正气少。忽忽喜忘，悲伤不乐，饮食不生，肌肤颜色无泽，发白枯槁[3]。甚者令人得大风[4]偏枯[5]，筋缩，四肢拘急，挛缩[6]，百关膈塞，羸瘦短气，腰脚疼痛。此由早娶用精过差，血气不足，极劳之所致也。

【注】

①劳：用得太多。

②极：疲困，疲劳。

③枯槁：面容憔悴。

④大风：麻风病。

⑤偏枯：中医指半身不遂。

⑥挛缩：肌肉或关节处于痉挛状态。

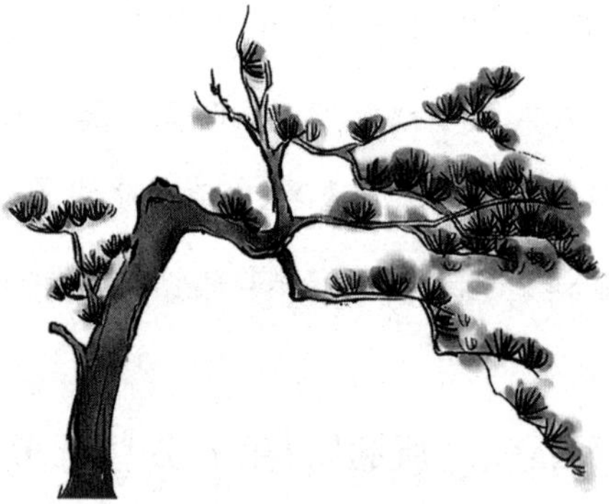

延伸阅读

“五劳七伤”是中医学中描述因过度劳累或情志失调而导致的一系列病症的总称。“五劳”指久视伤血、久卧伤气、久坐伤肉、久立伤骨、久行伤筋，强调过度使用或静止某一身体部位会损害相应脏腑功能。“七伤”则包括大饱伤脾，大怒气逆伤肝，强力举重、久坐湿地伤肾，形寒饮冷伤肺，忧愁思虑伤心，风雨寒暑伤形，恐惧不节伤志，涵盖了饮食、情志、环境等多方面因素对身体的伤害。这些病症多表现为气血亏虚、脏腑功能失调，如疲劳乏力、食欲不振、情绪低落等。预防五劳七伤，需注重劳逸结合，保持情绪平稳，饮食有节，起居有常，同时通过适当的运动与调理，增强体质，避免过度消耗，从而达到养生防病的目的。

凡病之来[①]，不离于五脏，事须识根，不识者勿为之耳。心藏病者，体有冷热，呼吹二气出之。肺藏病者，胸背胀满，嘘气出之。脾藏病者，体上游风，习习[②]身痒、疼闷，唏气出之。肝藏病者，眼疼，愁忧不乐，呵气出之。已上十二种调气法，依常以鼻引气，口中吐气，当令气声逐字吹、呼、嘘、呵、唏、呬吐之。若患者依此法，皆须恭敬用心为之，无有不差，愈[③]病长生要术。

【注】

①来：由来。

②习习：形容辛辣、痛痒等感觉。

③愈：治愈。

延伸阅读

五脏（心、肝、脾、肺、肾）是人体生命活动的核心，其健康状态直接关系到整体机能的平衡与协调。保养五脏需顺应自然规律，从饮食、作息、情志等多方面进行调理。心主血脉，宜保持情绪平和，避免过度激动；肝主疏泄，应避免熬夜和情绪郁结，多食绿色蔬菜以助排毒；脾主运化，需饮食有节，避免过食生冷油腻，以养护脾胃之气；肺主呼吸，应注重空气清新，适当锻炼以增强肺功能；肾主藏精，需节制房事，避免过度劳累，适当补充黑色食物以滋补肾气。通过内外兼修、顺应四时的养生方式，可有效维护五脏健康，达到延年益寿的目的。

拓展时刻

腹式呼吸的科学与艺术

现代社会的快节奏生活让人们习惯了浅而快的胸式呼吸,这种呼吸方式只能调动肺部上端约 1/3 的气体交换,导致身体长期处于缺氧状态。腹式呼吸作为一种古老而科学的呼吸方式,正在重新进入现代人的视野。它不仅是一种生理调节手段,还是一种连接身心、平衡生命的艺术。

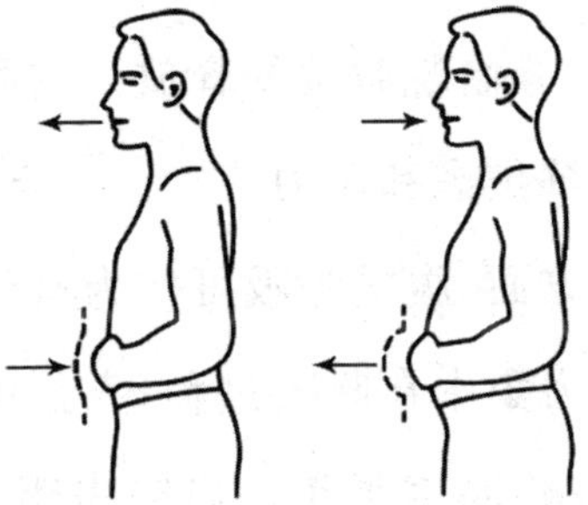

一、腹式呼吸的生理机制

腹式呼吸通过膈的主动运动实现深度呼吸。当吸气时,膈收缩下移,胸腔容积增大,肺部充分扩张,吸入更多氧气;呼气时,膈放松上移,推动废气排出。这种呼吸方式能够调动占肺部 2/3 的下叶肺泡参与气体交换,显著提高氧气利用率。

科学研究表明,规律的腹式呼吸能够将血氧饱和度提升5%～10%，心率降低10～15次/分钟，血压下降5～10mmHg。这种生理改变能够有效缓解交感神经系统的过度兴奋，帮助身体进入放松状态。

长期坚持腹式呼吸可以增强呼吸肌群的力量和耐力，改善肺功能指标。临床数据显示，经过3个月的腹式呼吸训练，肺活量平均提升15%～20%，最大通气量提高10%以上。

二、腹式呼吸的心理调节作用

腹式呼吸与自主神经系统有着密切关联。缓慢深长的呼吸能够激活副交感神经系统，抑制压力激素皮质醇的分泌，促进内啡肽等愉悦激素的释放。这种神经内分泌的改变能够快速缓解焦虑和压力。

在情绪管理方面，腹式呼吸可作为有效的自我调节工具。通过将注意力集中在呼吸过程，人们能够暂时脱离负面情绪的困扰，重建心理平衡。研究表明，10分钟的腹式呼吸练习能够降低焦虑水平40%以上。

专注的腹式呼吸练习能够提升大脑α波的活跃度，这种脑电波与放松、专注和创造力密切相关。规律的呼吸冥想可以增强前额叶皮质的功能，提高情绪调节能力和决策质量。

三、腹式呼吸的现代应用

在高压工作环境中，腹式呼吸是一种便捷有效的减压工具。建议每工作 1～2 小时进行 5 分钟的呼吸练习，可以采用 4—7—8 呼吸法：吸气 4 秒，屏息 7 秒，呼气 8 秒。这种方法能够快速恢复精力，提高工作效率。

对于睡眠障碍者，睡前进行 15～20 分钟的腹式呼吸练习能够帮助身心放松，缩短入睡时间。可以配合渐进式肌肉放松法，从脚到头依次放松身体各部位，达到深度放松状态。

将腹式呼吸融入日常生活需要循序渐进。可以从每天 5 分钟开始，选择固定时间练习，如晨起、午休或睡前。随着练习的深入，可以尝试在不同场景中运用，如通勤时、会议间隙等。

腹式呼吸不仅是一种呼吸方式，还是一种生活态度。它提醒我们在快节奏的现代生活中保持对生命的觉知，通过呼吸这个最基本的生命活动，重新连接身心，找回内在的平衡与力量。在这个充满压力的时代，掌握腹式呼吸这门艺术，就是掌握了一把开启健康之门的钥匙。

饮食方

家蔬类

糖蒸茄 牛奶茄嫩而大者，不去蒂，直切成六棱。每五十斤，用盐一两拌匀，下汤焯令变色，沥干，用薄荷，茴香末夹在内，砂糖二斤，醋半盅，浸三宿，晒干还卤，直至卤尽茄干，压扁收藏之。

蒜梅 青硬梅子二斤，大蒜一斤，或囊剥净，炒盐三两，酌量水煎汤，停冷浸之。候五十日后，卤水将变色，倾出再煎其水，停冷浸之，入瓶。至七月后食，梅无酸味，蒜无荤气也。

酿瓜 青瓜坚老而大者，切成两片，去瓤，略用盐，出其水。生姜、陈皮、薄荷、紫苏，俱切作丝，茴香、炒砂仁、砂糖拌匀，入瓜内。用线扎定成个，入酱缸内。五六日取出，连瓜晒干收贮。切碎了晒。

蒜瓜 秋间小黄瓜一斤，石灰、白矾汤焯过，控干，盐半两，腌一宿。又盐半两，剥大蒜瓣三两，捣为泥，与瓜拌匀，倾入腌下水中。熬好酒醋浸，着凉处顿放。冬瓜、茄子同法。

三煮瓜 青瓜坚老者，切作两片，每一斤用盐半两，酱一两，紫苏、甘草少许。腌伏时，连卤夜煮日晒，凡三

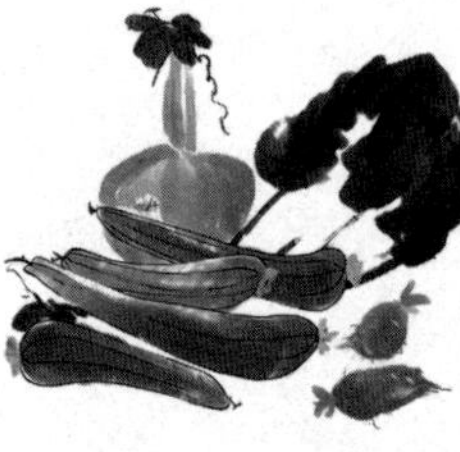

次。煮后晒，至雨天留甑上蒸之，晒干收贮。

蒜苗干　蒜苗切寸段一斤，盐一两，腌出臭水。略晾干，拌酱糖少许，蒸熟，晒干收藏。

藏芥　芥菜肥者，不犯水，晒至六七分干，去叶。每斤，盐四两，腌一宿。取出，每茎扎成小把，置小瓶中，倒沥尽其水，并前腌出水同煎取清汁，待冷，入瓶封固，夏月食。

绿豆芽　将绿豆冷水浸两宿，候涨换水淘两次，烘干。预扫地洁净，以水洒湿，铺纸一层，置豆于纸上，以盆盖之。一日两次洒水，候芽长。淘去壳，沸汤略焯，姜醋和之，肉炒尤宜。

芥辣　二年陈芥子，研细水调，捺实碗内，韧纸封固。沸汤三五次泡出黄水，覆冷地上，顷后有气，入淡醋解开，布滤去渣。

酱佛手、香橼、梨子　梨子带皮入酱缸内，久而不坏。香橼去瓤酱皮，佛手全酱，新橘皮、石花、面筋，皆可酱食，其味更佳。

糟茄子法　五茄六糟盐十七，更加河水甜如蜜。茄子五斤，糟六斤，盐十七两，河水两小碗拌糟，其茄味自甜。此藏茄法也，非暴用者。

糟姜方　姜一斤，糟一斤，盐五两，拣社日前可糟，不要见水，不可损了姜皮。用干布擦去泥，晒半干后，糟、盐拌之，入瓮。

糖醋瓜 用六月伏旋摘白生瓜，以五十斤为率，破作两片，去其练，切作寸许大，厚三分三刀块子。然后将箩盛于水，洗净，每十斤用盐五两，缸内盐之，约一个时翻转，再过半时沥起，摊在芦席上，猛日中晒令半干。先切橘皮丝、姜丝、花椒皮、炒盐筛净，将好醋下锅煎沸。每十斤用醋二十二两五钱，好砂糖十两，入盐醋内，倾于器中，候冷，将瓜干、姜、椒等，入醋拌匀。过宿翻转，又一宿再翻后收藏。只要泡洗器具干净，断水迹，向阴处收藏。

又笋鲊方 春间取嫩笋，剥尽，去老头，切作四分大、一寸长块，上笼蒸熟，以布包裹，榨作极干，投于器中，下油用。制造与麸鲊同。

糟萝卜方 萝卜一斤，盐三两，以萝卜不要见水，揩净，带须半根晒干。糟与盐拌过，次入萝卜又拌过，入瓮。此方非暴吃者。

做蒜苗方 蒜苗用些少盐腌一宿，晾干，汤焯过，又晾干。以甘草汤拌过，上甑蒸之，晒干入瓮。

三和菜 淡醋一分，酒一分，水一分，盐、甘草调和其味得所。煎滚下菜，姜丝、橘皮丝各少许，白芷一二小片掺菜上，重汤顿，勿令开，至熟食之。

暴齑 菘菜嫩茎，汤焯半熟，扭干，切作碎段。少加油略炒过，入器内，加醋些少，停少顷食之。

胡萝卜菜 取红细胡萝卜切片，同切芥菜，入醋略腌片时，食之甚脆。仍用盐些少，大小茴香、姜、橘皮丝同醋共拌，腌食。

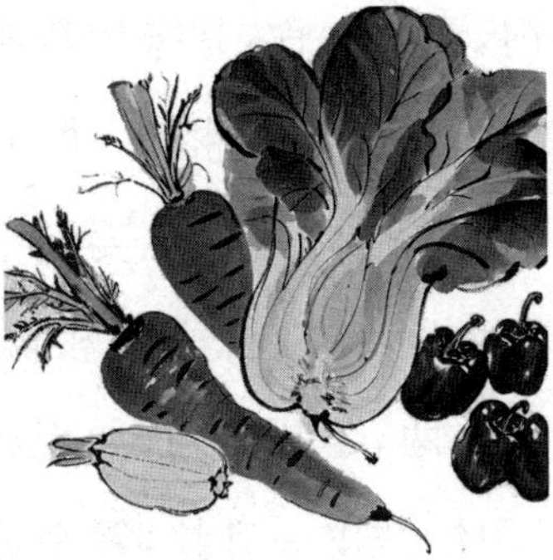

胡萝卜鲊（俗名红萝卜也。） 切作片子，滚汤略焯，控干，入少许葱花、大小茴香、姜、橘皮丝、花椒末、红曲研烂，同盐拌匀，腌一时，食之。

晒淡笋干 鲜笋猫儿头，不拘多少，去皮，切片条，沸汤焯过，晒干收贮。用时，米泔水浸软，色白如银。盐汤焯，即腌笋矣。

蒜菜 用嫩白冬菜切寸段。每十斤用炒盐四两，每醋一碗，水二碗，浸菜于瓮内。

做瓜法 用坚硬生瓜，切开去瓤，揩干，不要犯水，切三角小块。以十斤为率，用盐半斤，放在大盆内浸一宿，明早以麻布袋之，用石压干。莳萝、茴香、花椒、橘皮、紫苏、生姜各五钱，俱切丝，和瓜拌匀。好砂糖十两，以醋三碗，碾糖极烂，以磁器盛之。把在日中晒，频翻转，以汁尽为度，干则入瓶收贮。

淡茄干方 用大茄洗净，锅内煮过，不要见水，擘开，用石压干，趁日色晴，先把瓦晒热，摊茄子于瓦上，以干为度。藏至正二月内，和物匀食，其味如新茄之味。

十香咸豉方 生瓜并茄子相半，每十斤为率，用盐十二两，先将内四两腌一宿，沥干。生姜丝半斤，活紫苏连梗切断半斤，甘草末半两，花椒拣去梗核碾碎二两，茴香一两，莳萝一两，砂仁二两，藿叶半两，如无亦罢。先五日，将大黄豆一升煮烂，用炒麸皮一升拌，罨做黄子，待熟过筛去麸皮，止用豆豉。用酒一瓶，醋糟大半碗，与前物共和打拌。泡干净瓮入之，捺实。用箬四五重盖之，竹片廿字扦定，再将纸箬扎瓮口，泥封，晒日中，至四十日取出，略晾干，入瓮收之。如晒可二十日，转过瓮，使日色周遍。

又造芥辣法 用芥菜子一合，入擂盆研细，用醋一小盏，以水和之。再用细绢挤出汁，置水缸凉处。临用时，再加酱油醋调匀，其辣无比，其味极妙。

芝麻酱方 熟芝麻一斗，捣烂，用六月六日水煎滚晾冷，用坛调匀，水淹一手指，封口。晒五七日后，开坛，将黑皮去后，加好酒酿糟三碗，好酱油三碗，好酒二碗，红曲末一升，炒绿豆一升，炒米一升，小茴香末一两，和匀，过二七日后用。

盘酱瓜茄法 黄子一斤，瓜一斤，盐四两，将瓜擦原腌瓜水拌匀。酱黄每日盘二次，七七四十九日入坛。

干闭瓮菜　菜十斤，炒盐四十两，用缸腌菜，一层菜，一层盐，腌三日，取起菜，入盆内揉一次，将另过一缸，盐卤收起听用。又过三日，又将菜取起，又揉一次，将菜另过一缸，留盐汁听用。如此九遍完，入瓮内，一层菜上，洒花椒、小茴香一层，又装菜，如此紧紧实实装好，将前留起菜卤，每坛浇三碗，泥起，过年可吃。

撒拌和菜　将麻油入花椒，先时熬一二滚收起。临用时，将油倒一碗，入酱油、醋、白糖些少，调和得法，安起。凡物用油拌的，即倒上些少拌吃，绝妙。如拌白菜、豆芽、水芹，须将菜入滚水焯熟，入清水漂着。临用时，榨干拌油方吃，菜色青翠不黑，又脆可口。

水豆豉法　好黄子十斤，好盐四十两，金华甜酒十碗。先日用滚汤二十碗，充调盐作卤，留冷淀清听用。将黄子下缸，入酒、入盐水，晒四十九日，完，方下大小茴香各三两，草果五钱，官桂五钱，木香三钱，陈皮丝一两，花椒一两，干姜丝半斤，杏仁一斤，各料和入缸内，又晒又打三日，将坛装起，隔年吃方好，蘸肉吃更妙。

倒纛菜　每菜一百斤，用盐五十两腌了，入坛装实。用盐卤调毛灰如干面，糊口上，摊过封好，不必草塞。

辣芥菜清烧　用芥菜，不要落水，晾干软了，用滚汤一焯就起，笊篱捞在筛子内晾冷。将焯菜汤晾冷，将筛子内菜用松盐些少撒拌入瓶，后加晾冷菜卤浇上，包好安顿冷地上。

蒸干菜 将大棵好菜择洗干净，入沸汤内焯五六分熟，晒干。用盐、酱、莳萝、花椒、砂糖、橘皮同煮极熟，又晒干，并蒸片时，以磁器收贮。用时，着香油揉，微用醋，饭上蒸食。

鹌鹑茄 拣嫩茄切作细缕，沸汤焯过，控干。用盐、酱、花椒、莳萝、茴香、甘草、陈皮、杏仁、红豆，研细末，拌匀，晒干，蒸过收之。用时，以滚汤泡软，蘸香油炸之。

食香瓜茄 不拘多少，切作棋子，每斤用盐八钱，食香同瓜拌匀，于缸内腌一二日，取出控干。日晒，晚复入卤水内，次日又取出晒。凡经三次，勿令太干，装入坛内用。

糟瓜茄 瓜茄等物，每五斤，盐十两，和糟拌匀。用铜钱五十文，逐层铺上，经十日取钱，不用别换糟，入瓶收久，翠色如新。

茭白鲊 鲜茭切作片子，焯过，控干。以细葱丝，莳萝、茴香、花椒、红曲研烂，并盐拌匀，同腌一时食。藕梢鲊同此造法。

糖醋茄 取新嫩茄，切三角块，沸汤漉过，布包榨干，盐腌一宿，晒干。用姜丝、紫苏拌匀，煎滚糖醋泼浸，收入磁器内。瓜同此法。

糟姜 社前取嫩姜，不拘多少，去芦擦净。用酒和糟盐拌匀入磁坛中，上加砂糖一块，箬叶扎口，泥封。七日可食。

腌盐菜　白菜削去根及黄老叶，洗净控干。每菜十斤，用盐十两，甘草数茎，以净瓮盛之，将盐撒入菜丫内，摆于瓮中，入莳萝少许，以手按实。至半瓮，再入甘草数茎，候满瓮，用砖石压定。腌三日后，将菜倒过，扭去卤水，于干净器内另放。忌生水。却将卤水浇菜内。候七日，依前法再倒，用新汲水淹浸，仍用砖石压之。其菜味美香脆。若至春间食不尽者，于沸汤内焯过，晒干收之。夏间将菜温水浸过，压干，入香油拌匀，以磁碗盛于饭上，蒸过食之。

蒜冬瓜　拣大者去皮瓤，切如一指阔。以白矾、石灰煎汤焯过，漉出控干。每斤用盐二两，蒜瓣三两，捣碎，同冬瓜装入磁器，添以熬过好醋浸之。

腌盐韭法　霜前拣肥韭无黄梢者，择净，洗，控干。于磁盆内铺韭一层，糁盐一层，候盐、韭匀铺尽为度。腌一二宿，翻数次，装入磁器内，用原卤，加香油少许尤妙。或就韭内腌小黄瓜、小茄儿，别用盐腌去水，韭内拌匀收贮。

造谷菜法　用春不老菜苔，去叶洗净，切碎如钱眼子大，晒干水气，勿令太干。以姜丝炒黄豆瓣，每菜一斤，用盐一两。入食香相停，揉回卤性，装入罐内，候熟随用。

黄芽菜　将白菜割去梗叶，只留菜心，离地二寸许，以粪土壅平，用大缸覆之。缸外以土密壅，勿令透气。半月后取食，其味最佳。黄芽韭、姜芽、萝卜芽、川芎芽，其法亦同。

酒豆豉方　黄子一斗五升，筛去面令净，茄五斤，瓜十二斤，姜筋十四两，橘丝随放，小茴香一升，炒盐四斤六两，青椒一斤，一处拌入瓮中，捺实。倾金花酒或酒娘，淹过各物两寸许，纸箬扎缚，泥封。露四十九日，坛上写“东”“西”字记号，轮晒日满，倾大盆内，晒干为度，以黄草布罩盖。

红盐豆　先将盐霜梅一个，安在锅底下，淘净大粒青豆盖梅。又在豆中作一窝，下盐在内。用苏木煎水，入白矾些少，沿锅四边浇下，平豆为度。用火烧干，豆熟，盐又不泛而红。

五美姜　嫩姜一斤，切片，用白梅半斤，打碎，去仁，入炒盐二两拌匀，晒三日。次入甘松一钱，甘草五钱，檀香末二钱又拌，晒三日收用。

糟萝卜茭白笋菜瓜茄等物　用石灰、白矾煎汤，冷定，将前物浸一伏时，将酒滚热泡糟，入盐，又入铜钱一二文，量糟多少加入，腌十日取起。另换好糟，入盐酒拌入坛内收贮，箬扎泥封。

五辣醋方　酱一匙，醋一钱，白糖一钱，花椒五七粒，胡椒一二粒，生姜一分，或加大蒜一二蒲，更妙。

（节选自《遵生八笺》）

导引按摩篇第五

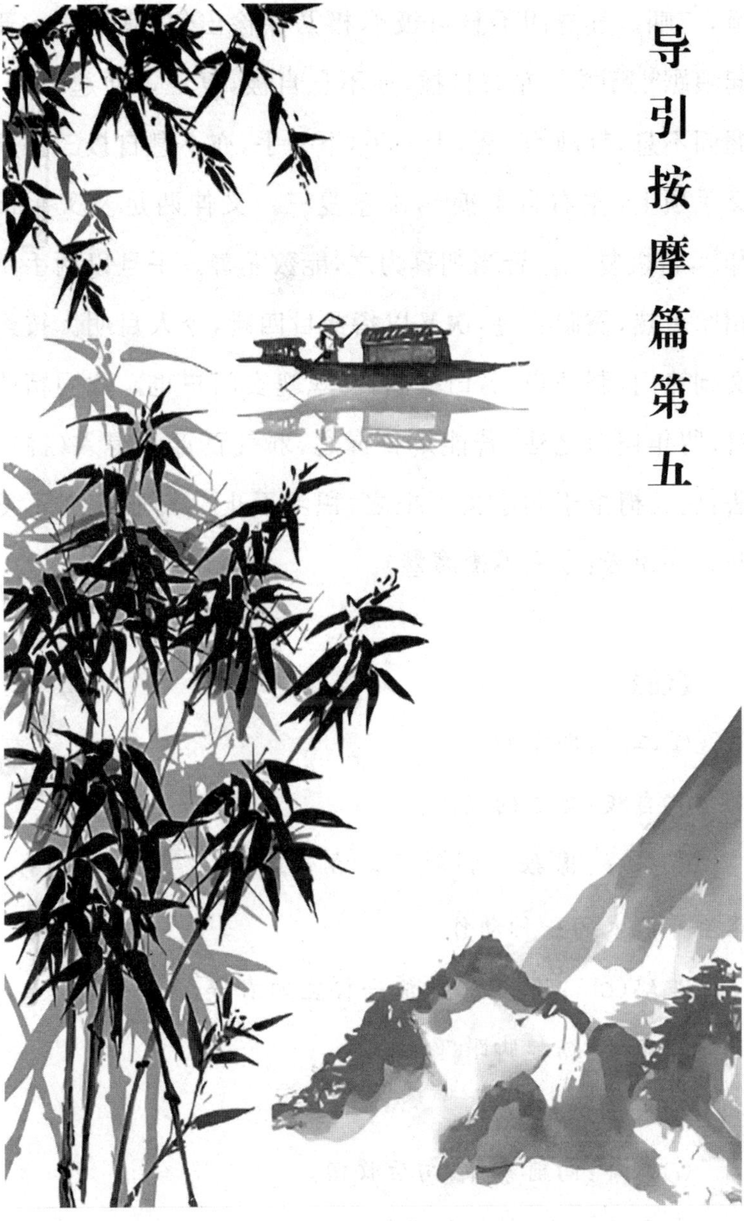

《导引经》云：清旦未起，先啄齿二七[①]，闭目握固，漱满唾，三咽。气寻闭不息自极[②]，极乃徐徐出气，满三止。便起狼踞[③]鸱顾[④]，左右自摇，亦不息自极，复三。便起下床，握固不息，顿踵[⑤]三还，上一手，下一手，亦不息自极三。又叉手项上，左右自了捩[⑥]，不息复三。又伸两足及叉手前却[⑦]，自极复三。皆当朝暮为之，能数尤善。平旦以两手掌相摩令热，熨眼三过，次又以指搔目四眦，令人目明。按经文拘魂门，制魄户，名曰握固，与魂魄安门户也。此固精明目，留年还白之法，若能终日握之，邪气百毒不得入（握固法：屈大拇指于四小指下把之，积习不止[⑧]，即眼中亦不复开。一说云：令人不遭魔魅）。

【注】

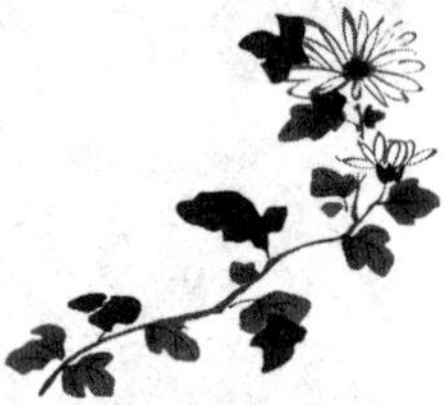

①二七：即十四。

②自极：自己的极限。

③狼踞：像狼一样蹲坐。古代道家养生导引术的一种动作。

④鸱（chī）顾：像猫头鹰一样左顾右盼。

⑤顿踵：踮起脚跟叩地。

⑥捩（liè）：转动。

⑦前却：向前攀伸，向后收回。

⑧积习不止：持续练习。

延伸阅读

《导引经》是中国古代一部重要的养生保健经典，主要记载了导引术的理论与实践方法。导引术是一种结合呼吸调节、肢体运动和意念引导的养生技术，旨在疏通经络、调和气血、强身健体。《导引经》强调“形神共养”，通过特定的动作和呼吸方法，达到祛病延年、增强体质的目的。书中还融入了道家“天人合一”的思想，提倡顺应自然规律，保持身心和谐。《导引经》对后世气功、太极拳等养生功法的发展产生了深远影响，是中国传统医学和养生文化的重要组成部分。

《内解》云：一曰精，二曰唾，三曰泪，四曰涕，五曰汗，六曰溺[①]，皆所以损人也。但为损者，有轻重耳。人能终日不涕唾，随有漱满咽之。若恒[②]含枣核咽之，令人爱气生津液，此大要也（谓取津液，非咽核也）。常每旦啄齿三十六通，能至三百弥[③]佳，令人齿坚不痛。次则以舌搅漱口中津液，满口咽之，三过止。次摩指少阳[④]令热，以熨目，满二七止，令人目明。

【注】

①溺：排泄小便，后来作“尿”。

②恒：经常，常常。

③弥：更加。

④指少阳：手少阳三焦经循行的无名指靠近小指一侧。

妙趣锦囊

牙齿是我们咀嚼食物、展现笑容的器官，保护牙齿健康不仅关乎美观，更与全身健康息息相关。每天早晚刷牙，使用含氟牙膏，仔细清洁每一颗牙齿，尤其是牙缝和牙龈边缘，能有效清除牙菌斑，预防蛀牙和牙龈疾病。此外，饭后漱口、使用牙线清理牙缝，能减少食物残渣的堆积，避免细菌滋生。饮食上，减少高糖、高酸性食物的摄入，多吃富含钙质的食物，如牛奶、豆制品和绿叶蔬菜，有助于强化牙釉质。定期拜访牙医，进行专业的检查和洁牙，能及时发现并解决潜在问题，防患于未然。

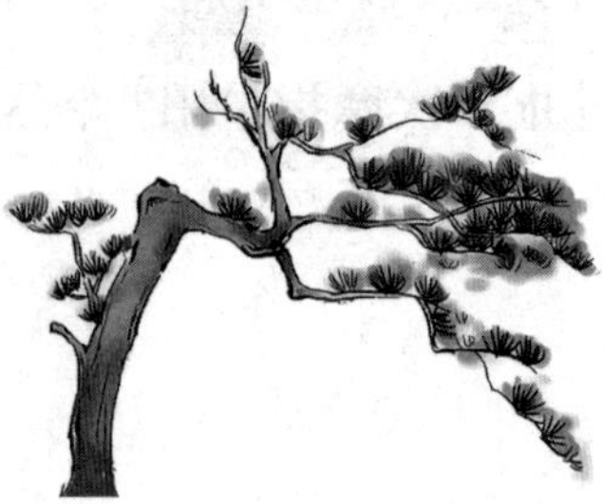

每旦初起，以两手叉两耳极上下，热挼[①]之，二七止，令人耳不聋。次又啄齿[②]漱玉泉三咽，缩鼻闭气，右手从头上引左耳二七，复以左手从头上引右耳二七止，令人延年不聋。次又引两鬓发举之一七，则总取发两手向上，极势抬上一七，令人血气通，头不白。又法，摩手令热，以摩面，从上至下，去邪气，令人面上有光彩。又法，摩手令热，揩摩[③]身体，从上至下，名曰干浴，令人胜风寒、时气、热、头痛，百病皆除。夜欲卧时，常以两手揩摩身体，名曰干浴，辟风邪。峻坐[④]，以左手托头，仰右手，向头上尽势托，以身并手振动三，右手托头，振动亦三，除人睡闷。

【注】

①挼：揉搓。

②啄齿：叩齿。

③揩摩：按摩。

④峻坐：端坐。

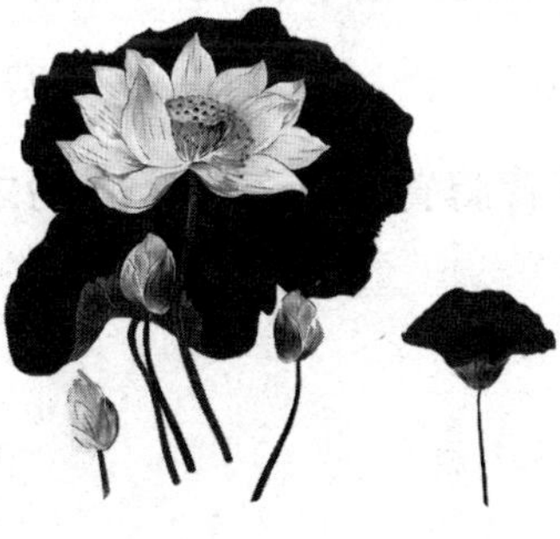

妙趣锦囊

预防耳聋的关键在于避免噪声、控制耳机音量、保持耳部清洁、预防耳部感染，并保持健康的生活方式，如均衡饮食和定期检查听力。同时，应避免使用耳毒性药物，并积极管理慢性疾病，如高血压和糖尿病，以减少对听力的损害。通过这些措施，可以有效保护听力健康，降低耳聋风险。

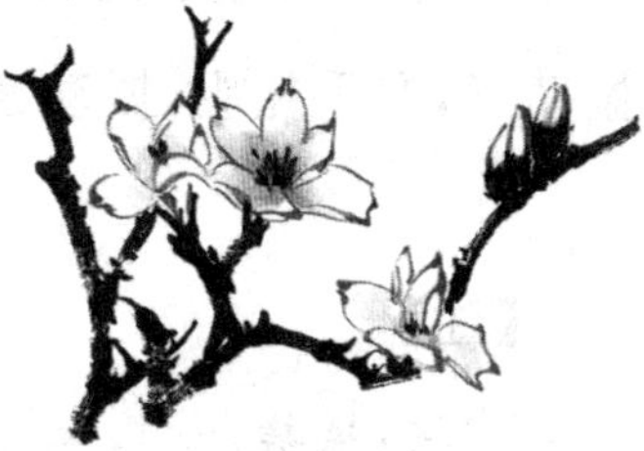

平旦日未出前，面向南峻坐，两手托髀[①]，尽势振动三，令人面有光泽。平旦起，未梳洗前，峻坐，以左手握右手于左髀上，前却尽势挼左髀三。又以右手握左手于右髀上，前却接右髀亦三。又叉两手向前，尽势推三，次叉两手向胸前，以两肘向前，尽势三，直引左臂，拳曲右臂，如挽[②]一斛[③]五斗弓势，尽力为之，右手挽弓势亦然。次以右手托地，左手仰托天尽势，右亦如然。次拳两手向前筑[④]，各三七[⑤]。次拳左手尽势，向背上握指三，右手亦如之。疗背膊臂肘劳气[⑥]，数[⑦]为之弥佳。

【注】

①髀(bì):大腿。

②挽:拉。

③斛(hú):古代量器名,亦是容积单位。一斛本为十斗,宋代改为五斗。

④筑:像击筑那样敲击。

⑤三七:即二十一。

⑥劳气:过劳造成的损伤。

⑦数:多次。

妙趣锦囊

按摩作为一种传统的养生方法,通过手法刺激人体经络、穴位和肌肉,能够促进血液循环,缓解肌肉紧张,增强新陈代谢,从而起到舒筋活络、消除疲劳的作用。按摩还能调节神经系统功能,帮助缓解压力、改善睡眠质量,并对内脏功能起到调理作用。此外,定期按摩有助于增强免疫力,延缓衰老,是养生保健的重要手段之一。结合个人体质和需求进行适当按摩,能够达到身心和谐、健康长寿的目的。

平旦便转讫[①],以一长柱杖策[②]腋,垂左脚于床前,徐峻,尽势[③]掣[④]左脚五七,右亦如之。疗脚气,疼闷,腰肾间冷气,冷痹及膝冷脚冷,并主之。日夕三掣,弥佳。勿大饱及忍小便。掣如无杖，但遣所掣脚不着地，手扶一物亦得。

【注】

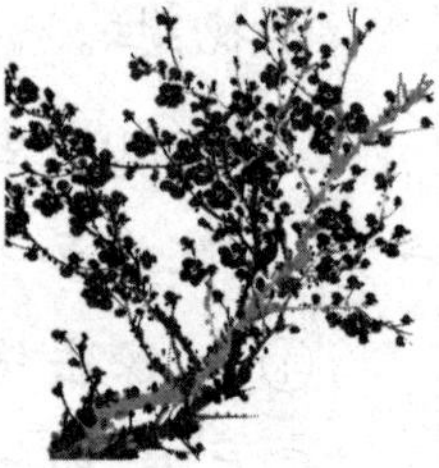

①便转讫：活动完。

②策：拄着。

③尽势：尽最大力量。

④掣：拽、拉。

妙趣锦囊

脚气（足癣）是一种常见的真菌感染，治疗方法主要有保持足部清洁干燥、使用抗真菌药物以及改善生活习惯。首先，每天用温水和肥皂清洗双脚，尤其是脚趾间，洗后彻底擦干。其次，可使用外用的抗真菌药膏、喷雾或粉末，如克霉唑、特比萘芬等，按说明书坚持使用至症状完全消失。对于严重或反复发作的脚气，可在医生指导下口服抗真菌药物。最后，穿透气性好的鞋袜，避免赤脚在公共场合行走，定期更换鞋袜并消毒，有助于预防脚气。坚持治疗和预防措施，脚气通常可以得到有效控制。

晨夕以梳梳头满一千梳，大去头风，令人发不白。梳讫，以盐花及生麻油搓头顶上弥佳。如有神明膏，搓之甚佳。旦欲梳洗时，叩齿一百六十，随有津液便咽之。讫[1]，以水漱口，又更以盐末揩[2]齿，即含取微酢、清浆半小合许熟漱[3]，取盐汤吐洗两目。讫，闭目以冷水洗面，必不得遣冷水入眼中，此法齿得坚净，目明无泪，永无䘌齿[4]。平旦[5]洗面时漱口讫，咽一两咽冷水，令人心明净，去胸臆中热。

【注】

①讫：尽，都。

②揩：擦，抹。

③熟漱：反复漱口。

④䘌齿：龋齿。

⑤平旦：清晨。

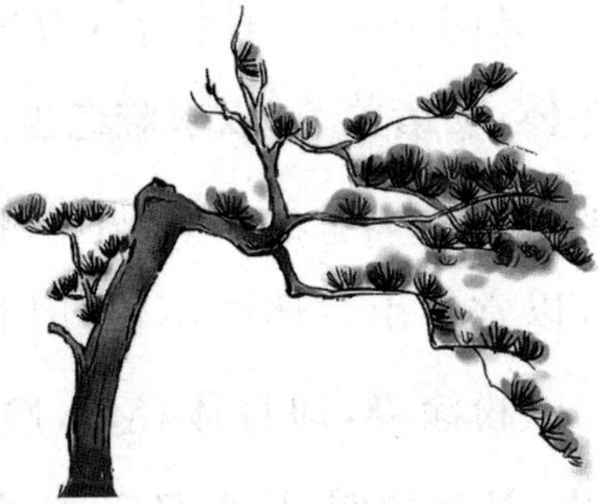

知识链接

神明膏是一种传统的中药外用制剂，常用于缓解肌肉疼痛、关节不适及跌打损伤等症状。其配方包含多种中草药，如川芎、白芷、乳香、没药等，具有活血化瘀、消肿止痛、舒筋活络的功效。神明膏通过外敷于患处，药物成分经皮肤吸收，能够有效改善局部血液循环，减轻炎症和疼痛。因其使用方便、效果显著，在民间广泛应用于风湿性关节炎、腰肌劳损、扭伤等疾病的辅助治疗。使用时需注意皮肤是否过敏，并遵循医嘱或说明书指导。

谯国华佗[①]，善养生，弟子广陵吴普[②]、彭城樊阿[③]，受术于佗。佗语普曰：人体欲得劳动，但不当使极[④]耳。人身常摇动，则谷气[⑤]消，血脉流通，病不生，譬犹户枢不朽是也。古之仙者，及汉时有道士君倩者，为导引之术，作猿经[⑥]鸱顾，引挽腰体，动诸关节，以求难老也。吾有一术，名曰五禽戏。一曰虎，二曰鹿，三曰熊，四曰猿，五曰鸟，亦以除疾，兼利手足，以常导引。体中不快，因起作一禽之戏，遣微汗出即止。以粉涂身，即身体轻便，腹中思食。吴普行之，年九十余岁，耳目聪明，牙齿坚完，吃食如少壮[⑦]也。

【注】

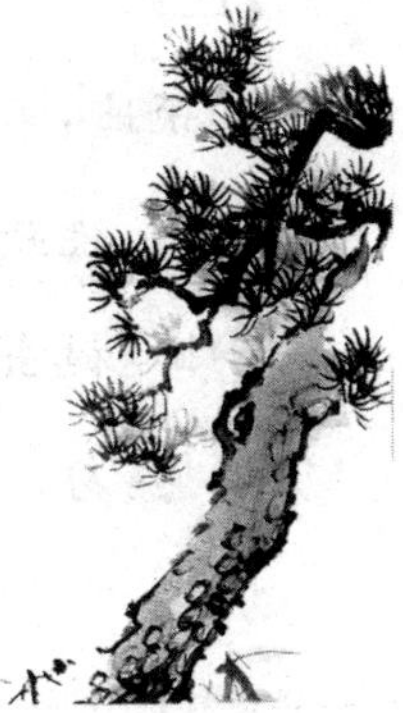

①华佗：谯国(今安徽亳州)人。一名旉，字元化。东汉末年杰出的医学家。

②吴普：广陵郡(今江苏扬州)人，曾经跟随华佗学医。

③樊阿：彭城(今江苏徐州)人，曾经跟随华佗学医，擅长针灸。

④极：尽头，极限。

⑤谷气：又叫“水谷之气”，指饮食的精气，泛指饮食中的营养物质。

⑥经：悬吊。

⑦少壮：年轻力壮的人。

虎戏者，四肢距地[1]，前三踯[2]，却二踯，长引腰，侧脚，仰天，即返距行，前却各七过也。鹿戏者，四肢距地，引项反顾，左三右二伸，左右脚伸缩亦三亦二也。熊戏者，正仰，以两手抱膝下，举头左擗[3]地七，右亦七，蹲地，以手左右托地。猿戏者，攀物自悬，伸缩身体，上下一七，以脚拘[4]物，自悬左右七，手钩却立，按头各七。鸟戏者，双立手，翘一足，伸两臂，扬眉，用力各二七，坐伸脚，手挽足趾各七，缩伸二臂各七也。

【注】

①距地：着地。

②踯：跳跃。

③擗：槌击。

④拘：勾。

趣味拾遗

在练习五禽戏时，可以结合现代生活的需求，适当调整动作幅度和节奏。例如，在办公室久坐后，用鹿戏的伸展动作缓解肩颈疲劳；在晨起时，用鸟戏的轻盈动作唤醒身体。练习五禽戏不仅能传承优秀的传统文化，还能让现代人在忙碌的生活中找到一种自然、健康的养生方式。

夫五禽戏法，任力为之[①]，以汗出为度[②]。有汗，以粉涂身，消谷气，益气力，除百病，能存行[③]之者，必得延年。又有法，安坐未食前，自按摩。以两手相叉，伸臂股，导引诸脉，胜如汤药。正坐，仰天呼出，饮食醉饱之气立消。夏天为之，令人凉，不热。

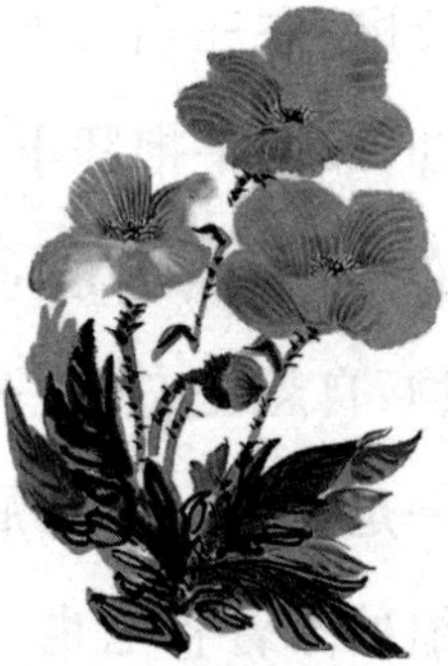

【注】

①任力为之：量力而行。

②度：限度。

③存行：长期留意并实行。

温馨提示

适当的锻炼是保持身体和心理健康的黄金法则。它不需要过度激烈，而是要找到适合自己的节奏和强度，比如每天30分钟的快走、轻松的瑜伽或游泳。这样的运动不仅能强筋健骨，改善心血管功能，还能提升能量水平，缓解压力，改善睡眠质量。关键在于持之以恒，避免过度运动带来的伤害，让身体在循序渐进中变得更加强健。适当的锻炼，不仅是对身体的呵护，还是对生活质量的提升。

拓展时刻

八段锦是中国传统养生功法之一，起源于宋代，以其简单易学、效果显著而广受欢迎。它由八个动作组成，每个动作都有其独特的健身功效，既能强身健体，又能调节身心。随着现代社会生活节奏的加快，八段锦作为一种低强度、高效率的锻炼方式，正逐渐成为人们健康生活的重要组成部分。

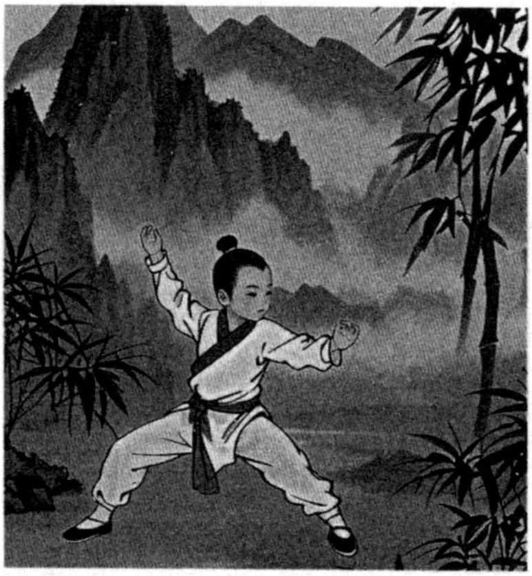

1. 八段锦的练习方法

(1)双手托天理三焦。

练习方法：站立，双手从体侧缓缓上举至头顶，掌心向上，仿佛托起天空。同时深吸气，感受胸腔的扩张。然后缓缓放下双手，呼气。重复 8～10 次。

练习意义：缓解久坐带来的肩颈僵硬，改善上背部血液循环。

(2)左右开弓似射雕。

练习方法：站立，左脚向左侧迈出一步，成马步姿势。左手握拳向前推出，右手拉弓状向后伸展，目光注视左手。左右交替进行，每侧 8～10 次。

练习意义：增强肩背力量，改善圆肩驼背的不良体态。

(3)调理脾胃须单举。

练习方法：站立，左手掌心向上缓缓上举至头顶，右手掌心向下按压至胯侧。左右交替进行，每侧 8～10 次。

练习意义：促进消化功能，缓解胃部不适。

(4)五劳七伤往后瞧。

练习方法：站立，双脚与肩同宽，双手自然下垂。头部缓缓向左后方转动，目光注视左后方，保持 2～3 秒后回正。左右交替进行，每侧 8～10 次。

练习意义：缓解颈椎疲劳，改善久坐带来的腰背酸痛。

(5)摇头摆尾去心火。

练习方法：马步姿势，双手扶于大腿上。身体缓缓向左侧倾斜，头部随之转动，目光注视右脚。左右交替进行，每侧 8～10 次。

练习意义：舒缓压力，调节情绪，缓解焦虑。

(6)两手攀足固肾腰。

练习方法：站立，双手从体侧上举至头顶，然后弯腰，双手尽量触碰脚尖。保持 2～3 秒后缓缓起身。重复 8～10 次。

练习意义：增强腰部力量，缓解腰肌劳损。

(7)攒拳怒目增气力。

练习方法：马步姿势，双手握拳置于腰间。右拳缓缓向前推出，同时怒目圆睁，仿佛发出力量。左右交替进行，每侧 8～10 次。

练习意义：增强手臂力量，提升专注力。

(8)背后七颠百病消。

练习方法：站立，双脚并拢，双手自然下垂。脚跟缓缓抬起，脚尖支撑身体，然后轻轻落下，震动全身。重复 8～10 次。

练习意义：促进全身血液循环，缓解疲劳。

2. 练习建议

(1)时间与频率：每天练习 15～20 分钟，早晚各一次效果更佳。

(2)环境选择：选择空气流通、安静的环境，如公园、阳台或室内。

(3)结合呼吸：每个动作配合深呼吸，吸气时动作舒展，呼气时动作放松。

(4)循序渐进：初学者可从每个动作5次开始，逐渐增加次数和强度。

八段锦不仅是一种传统的养生功法，还是一种适合现代人的健康生活方式。通过八个连贯的动作，八段锦能够舒展筋骨、促进血液循环、增强内脏功能，尤其对缓解现代人常见的肩颈酸痛、腰背不适和消化不良有显著效果。同时，八段锦注重呼吸与动作的协调，练习时能让人放松心情、缓解压力，提升专注力和情绪稳定性。长期坚持练习，不仅能改善体质、增强免疫力，还能让人在忙碌的生活中找到内心的宁静与平衡。

饮食方

甜食类

起糖卤法 （凡做甜食，先起糖卤，此内府秘方也。）白糖十斤（或多少任意，今以十斤为率），用行灶安大锅，先用凉水二杓半，若杓小糖多，斟酌加水在锅内，用木耙搅碎，微火一滚，用牛乳另调水二杓点之。如无牛乳，鸡子清调水亦可。但滚起即点，却抽柴息火，盖锅闷一顿饭时，揭开锅，将灶内一边烧火，待一边滚，但滚即点。数滚如此点之，糖内泥泡沫滚在一边，将漏杓捞出泥泡，锅边滚的沫子又恐焦了，将刷儿蘸前调的水频刷。第二次再滚的泥泡聚在一边，将漏杓捞出。第三次用紧火将白水点滚处，沫子、牛乳滚在一边聚。一顿饭时，沫子捞得干净，黑沫去尽，白花见方好。用净绵布滤过入瓶。凡家伙俱要洁净，怕油腻不洁。故凡做甜食，若用黑砂糖，先须不拘多少，入锅煎大滚，用细夏布滤过，方好作用。白糖霜预先晒干方可。

炒面方 白面要重罗三次，将入大锅内，以木耙炒得大熟，上桌，轱轳槌碾细，再罗一次，方好作甜食。凡用酥油，须要新鲜，如陈了，不堪用矣。

松子饼方 松子饼，计一料：酥油六两，白糖卤六两，白面一斤。先将酥油化开，温入瓦盒内，倾入糖卤擦匀。次将白面和之，揉擦匀净，置桌上擀平，用铜圈印成饼子，上栽松仁，入拖盘，熯燥用。

面和油法 不拘斤两，用小锅，糖卤用二杓，随意多少酥油，下小锅煎过，细布滤净，用生面随手下，不稀不稠，用小耙儿炒至面熟方好。先将糖卤熬得有丝，棍蘸起视之，可斟酌倾入油面锅内打匀，掇起锅，乘热泼在案上，擀开，切象眼块。

白闰方 糖卤少加酥油同熬，炒面随手下，搅匀，上案擀开，切像眼块子。若用铜圈印之，即为甘露饼。

雪花酥方 油下小锅化开滤过，将炒面随手下，搅匀，不稀不稠，掇锅离火，洒白糖末下在炒面内，搅匀和成一处，上案擀开，切象眼块。

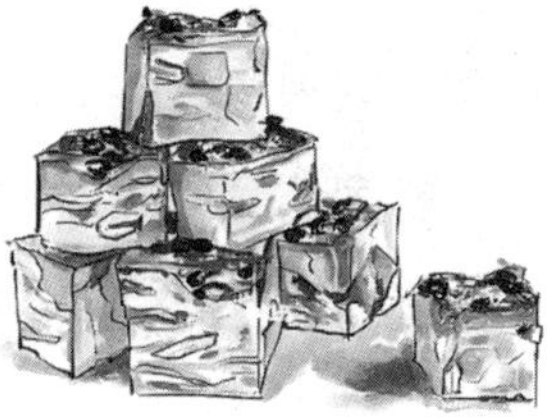

黄闰方 家常亦同。黑砂糖滤过，同糖卤一处熬，蜂蜜少许，热成晾冷，随手下炒面。案上仍着酥油，擀开，切象眼块。

薄荷切方 薄荷晒干，碾成细末。将糖卤下小锅熬至有丝，先下炒面少许，后下薄荷末，和成一处。案上先洒薄荷末，乘热上案，面上仍用薄荷末，擀开，切象眼块。

酥儿印方 用生面搀豆粉同和，用手擀成条，如箸头大，切二分长，逐个用小梳掠印齿花收起。用酥油锅炸熟，漏杓捞起来，热洒白砂糖细末搅之。

荞麦花方 先将荞麦炒成花，量多少，将糖卤加蜂蜜少许，一同下锅，不要动，熬至有丝，略大些，却将荞麦花随手下在锅内，搅匀，不要稀了。案上铺荞麦花，使不沾，将锅内糖花泼在案上擀开，切象眼块。

羊髓方 用羊乳子或牛乳子半瓶，搀水半盅，入白面三撮，滤过下锅，微微火熬之，待滚，随手下白砂糖，或糖霜亦可。然后用紧火，将木耙打一会，看得熟了，再滤过入壶，倾在碗内入供。

黑闰方 黑砂糖熬过，滤净，与糖卤对半相搀，下锅熬一顿饭时。将酥油半瓯在内共熬一回，用炒面随手加花椒末少许和成一块，上案擀开，切象眼块。

洒孛你方 用熬蘑菇料熬成，不用核桃。舀上案，摊开，用江米末围定，铜圈印之，即是洒孛你。切象眼者，即名白糖块。

椒盐饼方 白面二斤，香油半斤，盐半两，好椒皮一两，茴香半两，三分为率，以一分纯用油椒盐、茴香和面为瓤，更入芝麻粗屑尤好。每一饼夹瓤一块，捏薄入炉。

酥饼方 酥油四两，蜜一两，白面一斤，抻成剂，入印作饼上炉。或用猪油亦可，蜜二两尤妙。

风消饼方 用糯米二升，捣极细为粉，作四分，一分作饽，一分和水作饼，煮熟，和见在二分粉一小盏蜜半盏，正发酒醅，两块白饧，同炖熔开，与粉饼擀作春饼样薄皮，破不妨，鏊盘上爆过，勿令焦，挂当风处。遇用，量多少入猪油中炸之，炸时用箸拨动。另用白糖炒面拌和得所，生麻布擦细，糁饼上。

肉油饼方　白面一斤，熟油一两，羊猪脂各一两，切如小豆大。酒二盏，与面搜和，分作十剂，擀开，裹精肉，入炉内熯熟。

素油饼方　白面一斤，真麻油一两，搜和成剂，随意加砂糖馅，印脱花样，炉内炕熟。

雪花饼方　用十分头罗雪白面，蒸熟十分白色。凡用面一斤，猪油六两，香油半斤，将猪脂切作骰子块，和少水，锅内熬烊，莫待油尽，见黄焦色，逐渐笊出。未尽再熬，再笊。如此则油白，和面为饼。鏊盘底上，略放草柴灰，面铺纸一层，放饼在熯上。

芋饼方　生芋奶捣碎，和糯米粉为饼，油煎。或夹糖豆沙在内亦可，或用椒、盐、糖，拌核桃、橙丝俱可。

韭饼方　带膘猪肉作臊子，油炒半熟。韭生用，切细，羊脂剁碎，花椒、砂仁、酱拌匀。擀薄饼两个，夹馅子熯之。荠菜同法。

白酥烧饼方　面一斤，油二两，好酒醅作酵，候十分发起即用，揉令十分似芝麻糖者。如前法，每面一斤，糖二两，可做十六个，熯。

黄精饼方　用黄精蒸熟者，去衣须，和炒熟黄豆，去壳捣为末，加白糖卤揉为团，作饼食，甚清。

卷煎饼方　饼与薄饼同，馅用猪肉二斤，猪脂一斤，或鸡肉亦可，大概如馒头馅，须多用葱白或笋干之类，装在饼内，卷作一条，两头以面糊粘住，浮油煎令红焦色，或只熯熟，五辣醋供。素馅同法。

糖榧方　白面入酵，待发，滚汤搜成剂，切作榧子样。下十分滚油炸过，取出，糖面内缠之。其缠糖与面对和成剂。

肉饼方　每面一斤，用油六两。馅子与卷煎饼同，拖盘熯，用饧糖煎色刷面。

油饫儿方　面搜剂包馅作饫儿，油煎熟。馅同肉饼法。

麻腻饼子方　肥鹅一只，煮熟去骨，精肥各切作条子。用焯熟韭菜、生姜丝、茭白丝，焯过木耳丝、笋干丝，各排碗内蒸熟。麻腻并鹅汁，热滚浇饼，似春饼稍厚而小，每卷纳前味食之。

五香糕法　上白糯米，和粳米二六分，芡实干一分，人参、白术、茯苓、砂仁总一分，磨极细筛过，用白砂糖滚汤拌匀，上甑。（粉一斗，加芡实四两，白术二两，茯苓二两，人参一两，砂仁一钱，共为细末，和之，白糖一升拌入。）

松糕方 陈粳米一斗，砂糖三斤。米淘极净烘干，和糖，洒水入臼舂碎。于内留二分米拌，舂其粗令净。或和蜜，或纯粉，则择去黑色米。凡蒸糕须候汤沸，渐渐上粉，要使汤气直上，不可外泄，不可中阻。其布宜疏，或稻草摊甑中。

裹蒸方 糯米蒸软熟，和糖拌匀，用箬叶裹作小角儿再蒸。

凡用香头法 砂糖一斤，大蒜三囊，大者切三分，带根葱白七茎，生姜七片，麝香如豆大一粒，置各件瓶底。次置糖在上，先以花箬扎之，次以油单纸封，重汤内煮周时，经年不坏。临用，旋取少许，便香。

煮砂团方 砂糖入赤豆，或绿豆，煮成一团。外以生糯米粉裹作大团蒸，或滚汤内煮亦可。

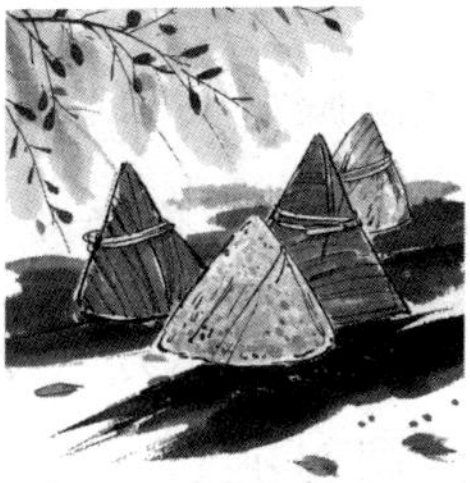

粽子法 用糯米淘净，夹枣、栗、柿干、银杏、赤豆。以茭叶或箬叶裹之。一法：以艾叶浸水裹，谓之艾香粽子。凡煮粽子，必用稻柴灰淋汁煮，亦有用些许石灰煮者，欲其茭叶青而香也。

玉灌肺方 真粉、油饼、芝麻、松子、胡桃、茴香，六味拌和成卷，入甑蒸熟，切作块子，供食美甚。不用油，入各物粉或面同拌蒸，亦妙。

臊子肉面方 猪肉嫩者，去筋皮骨，精肥相半，切作骰子块。约量水与酒，煮半熟，用胰脂研成膏，和酱倾入。次下香椒、砂仁，调和其味得所。煮水与酒不可多。其肉先下肥，又次下葱白，不可带青叶。临锅调绿豆粉作糨。

馄饨方 白面一片，盐三钱，和如落索面。更频入水搜和为饼剂，少顷操百遍，摘为小块，擀开，绿豆粉为饽，四边要薄，入馅其皮坚。膘脂不可搭在精肉，用葱白先以油炒熟，则不荤气。花椒、姜末、杏仁、砂仁、酱，调和得所，更宜笋菜，炸过莱菔之类，或虾肉、蟹肉、藤花、诸鱼肉，尤妙。下锅煮时，先用汤搅动，置竹筱在汤内，沸，频频洒水，令汤常如鱼津样滚，则不破，其皮坚而滑。

水滑面方 用十分白面，揉搜成剂，一斤作十数块，放在水内，候其面性发得十分满足，逐块抽拽下汤煮熟。抽拽得阔薄乃好。麻腻，杏仁腻、咸笋干、酱瓜、糟茄、姜、腌韭、黄瓜丝作斋头。或加煎肉尤妙。

到口酥方 用酥油十两，白糖七两，白面一斤，将酥化开倾盆内。入白糖和匀，用手揉擦半个时辰，入面和作一处令匀。擀为长条，分为小烧饼，拖炉微微火熯熟食之。

柿霜清膈饼方 用柿霜二斤四两，橘皮半斤，桔梗四两，薄荷六两，干葛二两，防风四两，片脑一钱，共为末。甘草膏和，作印饼食。一方：加川百药煎一两。

鸡酥饼方 白梅肉十两，麦门冬六两，白糖一斤，紫苏六两，百药煎四两，人参二两，乌梅二两，薄荷叶四两，共为末。甘草膏和匀，为饼或丸，上加白糖为衣。

梅苏丸方 乌梅肉二两，干葛六钱，檀香一钱，紫苏叶三钱，炒盐一钱，白糖一斤。上为末。将乌梅肉研如泥和料，作小丸子用。

水明角儿法 白面一斤，用滚汤内逐渐撒下，不住手搅成稠糊，分作一二十块，冷水浸至雪白，放桌上拥出水。入豆粉对配，搜作薄皮，内加糖果为馅。笼蒸食之，妙甚。

造粟腐法 罂粟和水研细，先布后绢滤去壳，入汤中如豆腐浆，下锅令滚，入绿豆粉搅成腐。凡粟二分，豆粉一分。芝麻同法。

麸鲊 麸切作细条一斤，红曲末染过，杂料物一升，笋干、红萝卜、葱白，皆用丝，熟芝麻、花椒二钱，砂仁、莳萝、茴香各半钱，盐少许，香油熟者三两，拌匀供之。用各物拌之下油锅炒为齑亦可。

煎麸 上笼麸坯，不用石压，蒸熟切作大片。料物、酒、酱，煮透晾干，油锅内浮煎用之。

神仙富贵饼 用白术一斤，菖蒲一斤，米泔水浸，刮去黑皮，切作片子。加石灰一小块同煮，去苦水曝干。加山药四斤，共为末，和面对配，作饼蒸食。或加白糖同和，擀作薄饼，蒸馍皆可。自有物外清香富贵。

造酥油法 用牛乳下锅滚一二沸，倾在盆内。候冷定，面上结成酪皮。将酪皮锅内煎油出，去粗，倾碗内，即是酥油。

光烧饼方 烧饼，每面一斤，入油两半，炒盐一钱，冷水和抻，轱辘槌研开，鏊上爆待硬，缓火内烧熟用，极脆美。

复炉烧饼法 核桃肉退去皮者一斤，剁碎，入蜜一斤。以炉烧酥油饼一斤为末，拌匀，捏作小团。仍用酥油饼剂包之，作饼，入炉内烧熟。

糖薄脆法 白糖一斤四两，清油一斤四两，水二碗，白面五斤，加酥油、椒、盐、水少许，抻和成剂，擀薄如酒盅口大。上用去皮芝麻撒匀，入炉烧熟，食之香脆。

酥黄独方 熟芋切片，用杏仁、榧子为末，和面拌酱拖芋片，入油锅内炸食，香美可人。

高丽栗糕方 栗子不拘多少，阴干去壳，捣为粉。三分之一加糯米粉拌匀，蜜水拌润，蒸熟食之。以白糖和入，妙甚。

荆芥糖方 用荆芥细枝扎如花朵，蘸糖卤一层，蘸芝麻一层，焙干用。

花红饼方 用大花红，批去皮，晒二日，用手压扁。又晒，蒸熟收藏。硬大者方好。须用刀划作瓜棱。

豆膏饼方 大黄豆炒去皮，为末，入白糖、芝麻、香头，和匀为印饼食之。

服食方类

服松脂三法 采上白松脂(一升,即今之松香)、桑灰汁(一石)。

先将灰汁一斗,煮松脂半干,将浮白好脂攎入冷水,候凝,复以灰汁一斗煮之,又取如上。两人将脂团圆,扯长数十遍,又以灰汁一斗煮之,以十度煮完,遂成白脂。研细为末,每服一匙,以酒送下,空心,近午、晚日三服。服至十两不饥,夜视目明,长年不老。

又一法:以松脂一斤八两,用水五斗煮之,候消,去浊滓,取清浮者投冷水中。如此投煮四十遍,方换汤五斗,又煮。凡三次,一百二十遍止,不可率意便止。煮成脂味不苦为度。其软如粉,同白茯苓为粉,同炼脂乘软丸如豆大。每服三十丸,九十日止。久当绝谷,自不欲饮食矣。

又一蒸法:上白松脂二十斤为一剂,以大釜中着水,釜上加甑。甑中先用白茅铺密,上加黄山土一寸厚,筑实,以脂放上,以物密盖,勿令通气。灶用桑柴燃之,釜中汤干,以热水旋添,蒸一炊久,乃接取脂入冷水中,候凝,又蒸。如此三遍,脂色如玉,乃止。每用白脂十斤,松仁三斤,柏子仁三斤,甘菊五升,共为细末,炼蜜为丸,桐子大。每服十丸,粥汤下。日三服或一服,百日以上不饥,延年不老,颜色莹润。

服雄黄三法 透明雄黄三两，闻之不臭，如鸡冠者佳，次用甘草、紫背天葵、地胆、碧棱花各五两，四味为末，入东流水，同雄黄煮砂罐内三日，漉出，捣如粗粉。入猪脂内蒸一伏时，洗出，又同豆腐内蒸，如上二次。蒸时，甑上先铺黄山泥一寸，次铺脂蒸黄，其毒去尽，收起成细粉。每黄末一两，和上松脂二两，为丸，如桐子大。每服三五丸，酒下。能令人久活延年，发白再黑，齿落更生，百病不生，鬼神呵护，顶有红光。无常畏不敢近，疫疠不惹，特余事耳。

又制雄法：用明雄二两，先将破故纸四两、杏仁四两、枸杞四两、地骨皮四两、甘草四两，用水二斗，煎至一斗，去渣留汁。又取灶上烟筒内黑流珠四两，山家灶中百草霜四两，同雄一处研细，倾入药汁内熬干。入羊城罐内，上水下火，打四炷香取出，冷定收起。每用以治心疾风痹，并膈气咳嗽，每服一分，效。

又一法：以黄入鸭肚煮三日夜，取黄用者。

服椒法 “青城山老人，服椒得妙诀，年过九十余，貌不类期耋。再拜而请之，忻然为我说：蜀椒二斤净，拣去梗核，及闭口者，净称。解盐六两洁。其色青白，龟背者良。细研。掺盐慢火煮，煮透滚菊末。掺盐在椒上，用滚汤泡过椒五寸许，经宿，以银石器慢火煮，止留椒汁半盏。扫干地，铺净纸，倾椒在纸上，覆以新盆，封以黄土。经宿，取置盆内。将干菊花末六两，拌滚令匀，更洒所余椒汁。然后摊于筛子内晾干。菊须花小、色黄、叶厚、茎紫、气香、味甘，名曰甘菊，蕊可作羹者为真。阴干为末。初服十五丸，早晚不可辍。每月渐渐增，累之至二百。初服之月，早十五，晚如之。次月早晚各二十粒。第三月，增十粒，至二百粒止。盐酒或盐汤，任君意所啜。服及半年间，胸膈微觉塞。每日退十丸，还至十五粒。俟其无碍时，数复如前日，服半年后，觉胸膈间横塞如有物碍，即每日退十粒，退至十五粒止。俟其无碍时，所服仍如前。常令气熏蒸，否则前功失。须始终服之，令椒气早晚熏蒸。如一日不服，则前功俱废矣。饮食蔬果等，并无所忌节。一年效即见，容颜顿悦泽。目明而耳聪，乌须而黑发。补肾轻腰身，固气益精血。椒温盐亦温，菊性去烦热。四旬方可服，服之幸毋忽。逮至数十年，功与造化埒。耐老更延年，不知几岁月。四十岁方可服，若四十岁服至老，只如四十岁人颜容，此其验也。嗜欲若能忘，其效尤卓绝。我欲世人安，作歌故怛切。”

服豨莶法　豨莶俗名火枕草，春生苗叶，秋初有花，秋末结实。近世多有单服者，云甚益元气。蜀人服之法：五月五日，六月六日，九月九日，采其叶，去根茎花实，净洗曝干。入甑，层层洒洒，与蜜蒸之。如此九过则已，气味极香美。熬捣筛，蜜丸服之，云治肝肾风气，四肢麻痹，骨间疼，腰膝无力，亦能行大肠气。张垂崖进呈表云：“谁知至贱之中，乃有殊常之效，臣吃至百服，眼目轻明，至千服，髭鬓乌黑，筋力较健，效验多端。”陈书林《经验方》叙述甚详，疗诸疾患，各有汤使。今人采服，一就秋花成实后，和枝取用，洒酒蒸曝，杵臼中舂为细末，炼蜜为丸服之。

服桑椹法　桑椹利五脏关节，通血气，久服不饥。多收晒干，捣末，蜜和为丸。每日服六十丸，变白不老。取黑椹一升，和蝌蚪一升，瓶盛封闭悬屋东头，尽化为泥，染白如漆。又取二七枚，和胡桃二枚，研如泥，拔去白发，填孔中，即生黑发。

鸡子丹法　养鸡雌雄纯白者，不令他鸡同处。生卵扣一小孔，倾去黄白，即以上好旧坑辰砂为末，朱砂有毒，选豆瓣旧砂，豆腐同煮一日，为末。和块入卵中，腊封其口。还令白鸡抱之，待雏出药成，和以蜜，服如豆大。每服二丸，日三进，久服长年延算。

苍龙养珠万寿紫灵丹　丹法：入深山中，选合抱大松树，用天月德金木并交日上，腰凿一方孔，方圆三四寸者，入深居松之中，止。孔内下边凿一深凹。次选上等旧坑辰砂一斤，明透雄黄八两，共为末，和作一处，绵纸包好，外用红绢囊裹缝封固，纳松树中空处，以茯苓末子填塞完满。外截带皮如孔大楔子敲上，用黑狗皮一片钉遮松孔。恐有灵神取砂，令山中人看守。取松脂升降灵气，将砂雄养成灵丹。入树一年后，夜间松上有萤火光，二年渐大，三年光照满山。取出二末，再研如尘，枣肉为丸，如梧子大。先以一盘献祝天地神祇，后用井花水清晨服一二十丸，一月后，眼能夜读细书，半年，行若奔马。一年之后，三尸消灭，九虫遁形。玉女来卫，六甲行厨，再行阴功积德，地仙可位。松乃苍龙之精，砂乃赤龙之体，得天地自然升降水火之气而成丹，非人间作用，其灵如何。

九转长生神鼎玉液膏　白术（气性柔顺而补，每用二斤，秋冬采之，去粗皮）、赤术（即苍术也，性刚雄而发，每用十六两，同上）。

二药用木石臼捣碎，入缸中，用千里水浸一日夜，山泉亦好。次入砂锅煎汁一次，收起，再煎一次。绢滤渣净，去渣，将汁用桑柴火缓缓炼之，熬成膏，磁罐盛贮封好，入土埋一二日出火气。用天德日服，三钱一次，白汤调下，或含化俱可。久服轻身延年，悦泽颜色，忌食桃李、雀、蛤、海味等食。更有加法，名曰“九转”。

二转加人参三两，煎浓汁二次熬膏，入前膏内。名曰长生神芝膏。

三转加黄精一斤，煎汁熬膏，加入前膏内。名曰三台益算膏。

四转加茯苓、远志，去心，各八两熬膏，加入前膏。名曰四仙求志膏。

五转加当归八两，酒洗熬膏和前膏内。名曰五老朝元膏。

六转加鹿茸、麋茸，各三两、研为末熬膏和前膏内。名曰六龙御天膏。

七转加琥珀，红色如血者佳。饭上蒸一炊为细末，一两，和前膏内。名曰七元归真膏。

八转加酸枣仁，去核净肉八两，熬膏和前膏内。名曰八神卫护膏。

九转加柏子仁，净仁四两，研如泥，加入前膏内。名曰九龙扶寿膏。

丹用九法加入，因人之病而加损故耳。又恐一并炼膏，有火候不到，药味有即出者，有不易出者，故古圣立方，必有妙道。

神仙上乘黄龙丹方 赤石脂（十两）、黄牛肉汁（三大升）、明乳香（一斤）、白蜜（一斤）、甘草末（三两）、白粳米（三斗五升，分作五分炊药，以熟为度）。

上六味，将赤石脂为末，以生绢夹袋子盛贮于泔水盆内浸半日。以手揉搓药袋，摆在水中，澄底石末刮下，纸上控干。取净细末五两，入银盒内盛之，无银盒用青白磁圆盒亦可。第一次，须初七八日淘米七升，上甑，以药盒安米中炊之，以饭熟为度。收去盒盖，星辰下露一宿。第二次，以月望前后，如上炊饭七升，蒸盒，夜露月明中一宿。第三次，以二十四日前后早晨，依前法炊饭七升，将盒安内蒸之，去盖，晒于日中，取足日月星三光之气。第四次，先将牛乳汁三升入砂锅，炭火逼令如鱼眼沸，下乳香末，候化，入前三次蒸过赤石脂末，倾牛乳汁内，用柳条搅匀，倾在乳钵内细研，复入原蒸盒内。又用七升米炊之，将盒安置米中，米熟取起。第五次，以蜜二斤入砂锅内，慢火逼之如鱼眼滚起，将蒸过盒内药物倾入蜜内，用柳木不住手搅匀。入甘草末三两同熬，带湿便住。再用米七升入甑，安盒入米中蒸之，饭熟取起。以盒入水盆内，浸盒底半日，不令水入盒内，取起，以净器收贮。

《太清经》说神仙灵草菖蒲服食法 法用三月三日，四月四日，五月五日，六月六日，七月七日，八月八日，九月九日，十月十日，采之。须在清净石上水中生者，仍须南流水边者佳，北流者不佳。采来洗净，细去根上毛须令尽，复以袋盛之，浸净水中，去浊汁，硬头薄切，就好日色曝干，杵罗为细末。择天德黄道吉日合之。和法：用陈糯米水浸一宿，淘去米泔，砂石盆中研细末，火上煮成粥饮。将前蒲末和抻，须多手为丸，免得干燥难丸。丸如梧桐子大，晒干，用盒收贮。初服十丸一次，嚼饭一口，和丸咽下。后用酒下，便吃点心更佳。百无所忌，惟身体觉暖，用秦艽一二钱煎汤，待冷饮之即定，盖以艽为使也。服至一月，和脾消食；二月，冷疾尽除；百日后，百疾消灭。其功镇心益气，强志壮神，填髓补精，黑发生齿。服至十年，皮肤细滑，面如桃花，精邪不干，永保长生度世也。

枸杞茶 于深秋摘红熟枸杞子，同干面拌和成剂，擀作饼样，晒干，研为细末。每江茶一两，枸杞子末二两，同和匀，入炼化酥油三两，或香油亦可。旋添汤搅成膏子，用盐少许，入锅

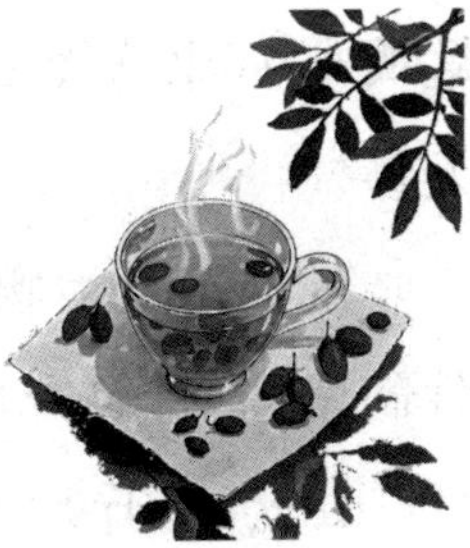

煎熟饮之，甚有益及明目。

益气牛乳方 黄牛乳最宜老人，性平，补血脉，益心气，长肌肉，令人身体康强润泽，面目光悦，志不衰。故人常须供之，以为常食，或为乳饼，或作乳饮等，恒使恣意充足为度。此物胜肉远矣。

铁瓮先生琼玉膏 此膏填精补髓，肠化为筋，万神俱足，五脏盈溢，发白变黑，返老还童，行如奔马。日进数服，终日不食亦不饥，开通强志，日诵万言，神识高迈，夜无梦想。服之十剂，绝其欲，修阴功成地仙矣。一料分五处，可救五人痈疾；分十处，可救十人痨疾。修合之时，沐俗至心，勿轻示人。

新罗参（二十四两，去芦）、生地黄（一十六斤，取汁）、白茯苓（四十九两，去皮）、白沙蜜（十斤，炼净）。

上件，人参、茯苓为细末用。蜜生绢滤过，地黄取自然汁，捣时不用铜铁器，取汁尽，去滓。用药一处拌和匀，入银石器或好磁器内，用净纸二三十重封闭。入汤内，以桑柴火煮三昼夜，取出，用蜡纸数重包瓶口，入井中去火毒。一伏时取出，再入旧汤内煮一日，出水气，取出，开封，取三匙作三盏，祭天地百神，设拜至诚端心。每日空心酒调一匙头服。原方如此，但痨嗽气盛，血虚肺热者，不可用人参。

地仙煎 治腰膝疼痛，一切腹内冷病，令人颜色悦泽，骨髓坚固，行及奔马。

山药（一斤）、杏仁（一升，汤泡去皮尖）、生牛乳（二斤）。

上件，将杏仁研细，入牛乳和山药拌绞取汁，用新磁瓶密封，汤煮一日。每日空心酒调服一匙头。

金髓煎 延长益寿，填精补髓，久服发白变黑，返老还童。

枸杞子(不拘多少，采红熟者)。

上用无灰酒浸之，冬六日，夏三日，于砂盆内研令极细，然后以布袋绞取汁，与前浸酒一同慢火熬成膏，于净磁器内封贮，重汤煮之。每服一匙，入酥油少许，温酒调下。

天门冬膏 去积聚风痰癫疾，三虫伏尸，除瘟疫，轻身益气，令人不饥，延年不老。

天门冬(不以多少，去皮去心、根须洗净)。

上件捣碎，布绞取汁，澄清滤过，用磁器、砂锅，或银器，慢火熬膏。每服一匙，空心，温酒调下。

不畏寒方 取天门冬、茯苓为末，或酒或水调服之。每日频服，大寒时汗出单衣忘冷。

服五加皮说 舜尝登苍梧，曰："厥金玉香草。"即五加皮也，服之延年。故曰："宁得一把五加，不用金玉满车；宁得一斤地榆，不用明月宝珠。"昔鲁定公母，单服五加皮酒，以致延生。如张子声、杨始建、王叔才、于世彦等皆古人，服五加皮酒，房室不绝，皆寿考多子。世世有服五加皮酒，而获年寿者甚众。

服松子法 不以多少，研为膏，空心温酒调下一匙。

日三服，则不饥渴；久服，日行五百里，身轻体健。

服槐实法 于牛胆中渍浸百日，阴干。每日吞一枚，百日身轻，千日白发自黑，久服通明。

服莲花法 七月七日采莲花七分，八月八日采莲根八分，九月九日采莲子九分，阴干食之，令人不老。

服食松根法 取东行松根，剥取白皮，细锉曝燥，捣筛，饱食之，可绝谷，渴则饮水。

服食茯苓法 茯苓削去黑皮，捣末，以醇酒于瓦器中渍令淹足。又瓦器覆上，密封泥涂。十五日发，当如饵食造饼，日三，亦可屑服方寸匕。不饥渴，除病延年。

服食术法 于潜术一石，净洗捣之，水二石，渍一宿，煮减半。加清酒五升，重煮，取一石绞去滓，更微火煎熬。纳大豆末二升，天门冬末一升，搅和丸如弹子。旦服三丸，日一，或山居远行代食。耐风寒，延寿无病。此崔野子所服法。天门冬去心皮也。

服食黄精法 黄精细切一石，以水二石五升，一云六石，微火煮，旦至夕，熟出使冷，手擂碎，布囊榨汁煎之。滓曝燥捣末，合向釜中煎熬，可为丸如鸡子。服一丸，日三服，绝谷，除百病，身轻体健，不老。少服而令有常，不须多而中绝。渴则饮水云。此方最佳，出《五符》中。

又法：取黄精捣捩，取汁三升，若不出，以水浇榨取之。生地黄汁三升，天门冬汁三升，合微火煎减半。纳白蜜五斤，复煎，令可丸，如弹丸。日三服，不饥，美色。亦可止榨取汁三升，汤上煎可丸。日服如鸡子大一枚，再服三十日，不饥，行如奔马。天门冬去心皮。

服食葳蕤法 常以二月九日，采叶切干治，服方寸匕，日三。亦依黄精作饵法服之。导气脉，强筋骨，治中风，跌筋结肉，去面皱，好颜色，久服延年神仙。

服食天门冬法 干天门冬十斤，杏仁一升，捣末蜜溲。服方寸匕，日三夜一。甘始所服，名曰仙人粮。

服食巨胜法 胡麻肥黑者，取无多少，簸治蒸之，令热气周遍如炊顷，便出曝，明旦又蒸曝，凡九过，止。烈日亦可一日三蒸曝，三日凡九过。燥讫，以汤水微沾，于臼中捣使白。复曝燥，簸去皮，熬使香，急手捣下粗筛，随意服，日二三升。亦可以蜜丸如鸡子大，日服五枚。亦可饴和之，亦可以酒和服。稍稍自减，百日无复病，一年后身面滑泽，水洗不着肉，五年，水火不害，行及奔马。

神仙饵蒺藜方 蒺藜一石，常以七八月熟，收之。采来曝干，先入臼舂去刺，然后为细末。每服二匙，新水调下，日进三服，勿令断绝，服之长生。服一年后，冬不寒，夏不热。服之二年，老返少，头白再黑，齿落更生。服至三年，身轻延寿。

神仙服槐子延年不老方 常以十月上巳日，取在新磁器内盛之，以盆合其上，密泥勿令走气。三七日开取，去皮。从月初，日服一粒，以水下，日加一粒，直至月半，却减一粒为度。终而复始，令人可能夜看细书，久服此，气力百倍。

辟谷住食方 秫米（一斗，麻油六两炒，冷）、盐末、川姜、小椒（各等分，十两）、蔓菁子（三升）、干大枣（五升）。

上六味，为细末。每服一大匙，新水调下，日进三服。如饥渴，渐有力，如吃诸般果木茶汤任意。不可食肉，大忌也。食品大忌有八：

走死的马，饮杀的驴，胀死的牛，红眼的羊，

自死的猪，有弹的鳖，怀胎的兔，无鳞的鱼。

古书云："皆不可食之。若食之者，生百疾也。"

辟谷避荒方 永宁二年二月十七日，黄门侍郎刘景先表言："臣遇太白山隐士得此方，臣闻京师米粮大贵，宜以此济之。令人不饥，耳目聪明，颜色光泽。如有诳妄，臣一家甘受刑戮。四季用黑豆五升，净洗后，蒸三遍，晒干去皮。又用大火麻子三升，汤浸一宿，漉出晒干，胶水拌晒，去皮，淘净，蒸三遍，碓捣。次下黄豆，共为细末，用糯米粥合成圆，如拳大，入甑蒸。从夜至子住火，至寅取出，于磁器内盛，盖不令风干。每服三块，但饱为度，不得食一切物。第一顿，七日不饥；第二顿，七七日不饥；第三顿，三百日不饥，容颜佳胜，更不憔悴。渴即研火麻子浆饮，更滋润脏腑。若要重吃物，用葵子三合，杵碎，煎汤饮，开导胃脘，

以待冲和，无损。”此方勒石汉阳军大别山太平兴国寺。

紫霞杯方 此杯之药，配合造化，调理阴阳，夺天地冲和之气，得水火既济之方。不冷不热，不缓不急，有延年却老之功，脱胎换骨之妙。大能清上补下，升降阴阳，通九窍，杀九虫，除梦泄，悦容颜，解头风，身体轻健，脏腑和同。开胸膈，化痰涎，明目，润肌肤，添精，蠲疝坠。又治妇人血海虚冷，赤白带下。惟孕妇不可服。其余男妇老少，清晨，热酒服二三杯，百病皆除，诸药无出此方。用久杯薄，以糠皮一碗，坐杯于中，泻酒取饮。若碎破，每取杯药一分，研入酒中冲服，以杯料尽，再用另服。

真珠（一钱）、琥珀（一钱）、乳香（一钱）、金箔（二十张）、雄黄（一钱）、阳起石（一钱）、香白芷（一钱）、朱砂（一钱）、血竭（一钱）、片脑（一钱）、潮脑（一钱，倾杯方入）、麝香（七分半）、甘松（一钱）、三奈（一钱）、紫粉（一钱）、赤石脂（一钱）、木香（一钱）、安息（一钱）、沉香（一钱）、没药（一钱）。

制硫法：用紫背浮萍于罐内，将硫黄以绢袋盛，悬系于罐中，煮滚数十沸，取出候干，研末十两，同前香药入铜杓中，慢火熔化。取出，候火气少息，用好样银酒盅一个，周围以布纸包裹，中开一孔，倾硫黄于内，手执酒盅旋转，以匀为度，仍投冷水盆中，取出。有火症者勿服。

升玄明粉法 好净皮硝五斤，皂角半斤，白萝卜十数斤，切片，用水大半坛，煮滚十数次，漉出萝卜勿用，仍切萝卜再煮。如此三四次，以萝卜无咸味为度。再用稀绢滤去渣，以锅盛之，露一宿。次日锅中皆牙硝，取出以绵纸袋盛裹，悬于当风去处，自化成粉。夏月，每粉一两，用甘草末一钱和之。每服一钱，沸汤调下。大能解暑热，化顽结老痰，从后泻出。痰火圣药。

河上公服芡实散方　干鸡头实（去壳）、忍冬茎叶（拣无虫污新肥者，即金银花也）、干藕（各一斤）。

上三味为片段，于甑内炊熟，曝干，捣罗为末。每日食后，冬汤夏水服一钱匕。久服益寿延年，身轻不老，悦颜色，壮肌肤，健脾胃，去留滞。功妙难尽，久则自知。

服天门冬法　取天门冬二斤，熟地黄一斤，捣罗为末，炼蜜为丸，如弹子大。每服三丸，以温酒调下，日三服。久服强骨髓，驻容颜，去三尸，断谷轻身，延年不老，百病不生。若以茯苓等分为末同服，天寒单衣汗出。忌食鲤鱼并腥膻之物。

服藕实茎法　味甘平寒无毒，主补中养神，益气力，除百病。久服，轻身耐老，不饥延年。一名水芝。《丹药性论》云："藕汁亦单用，味甘，能消瘀血不散。

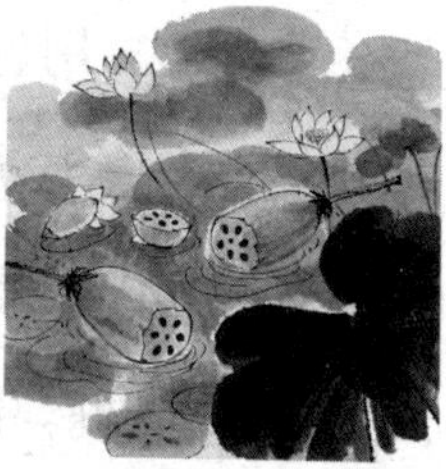

节捣汁，主口鼻吐血不止，并皆治之。"又云："莲子性寒，主五脏不足，伤中气绝，利益十二经脉血气。生食微动气，蒸

食之良。又，熟，去心为末，蜡蜜和丸。日服十丸，令人不饥。此方仙家用尔。”陈藏器云：“荷鼻味苦平，无毒，主安胎，去恶血，留好血。血痢，煮服之即止。荷叶并蒂及莲房，主血胀腹痛，产后胎衣不下，酒煮服。又，食野菌毒，用水煮服。”藕粉，水云深处曾制，取粗者，洗净捣烂，布绞取汁，以密布再滤过，澄去上清水。如汁稠难澄，添水搅即成为粉。服之，轻身延年。

服朱砂雄黄杯法 碾好辰砂为细末，白蜡溶开，入砂，倾入酒盅内，如前法取起成杯。有宁心安神，延年益算之功。用雄黄者，亦如此法。有解毒辟百虫之力。恐二杯皆不如紫霞杯之妙也。

神仙巨胜丸方 轻身壮阳，却老还童，去三尸，下九虫，除万病。

巨胜（酒浸一宿，九蒸九曝）、牛膝（酒浸，切，焙）、巴戟天（去心）、天门冬（去心，焙）、熟干地黄（焙）、柳桂（去粗皮）、酸枣仁、覆盆子、菟丝子（酒浸、别捣，焙干）、山萸、远志（去心）、菊花、人参、白茯苓（去黑皮，各一两）。

上一十四味，拣择净，捣罗为末，炼蜜为丸，如梧桐子大。每服，空心温酒下二十丸。服一月，身轻体健，万病不侵。

服柏实法 古于八月，合取柏房，曝之令坼，其子自脱。用清水淘取沉者，控干，轻椎取仁，捣罗为细末。每服二钱匕，酒调下，冬月温酒下。早晨、日午、近晚各一服，稍增至四五钱。加菊花末等分，蜜丸如梧桐子大。每服十丸、二十丸，日三服，酒下。

服食大茯苓丸方 白茯苓（去黑皮）、茯神（抱木者，去木）、大枣、桂（去粗皮，各一两），人参、白术、远志（去心，炒黄）、细辛（去苗叶）、石菖蒲（一寸九节者，米泔浸三日，日换泔浸，碎切曝干，各十二两），甘草（八两，水蘸，擘破，炙），干姜（五两，炮裂）。

上十一味，捣罗为末，拣蜜黄色，掠去沫，停冷拌和为丸，如弹子大。每服一丸，久服不饥不渴。若曾食生菜、果子，食冷水不消者，服之立愈。五脏聚积气逆，心腹切痛，结气腹胀，吐逆不下食，生姜汤下。羸瘦，饮食无味，酒下。但服之，去万病，令人长生不老。合时须辰日辰时，于空室中，衣服洁净，不得令鸡犬、妇人、孝子见之。

李八伯杏金丹方 取肥实杏仁五斗，以布袋盛，用井花水浸三日。次入甑中，以帛覆之，上铺黄泥五寸，炊一日，去泥取出，又于粟中炊一日，又于小麦中炊一日。压取油五升，澄清，用银瓶一只，打如水瓶样，如无银者，用好砂罐为之。入油在内，不得满。又以银圆叶可瓶口大小盖定，销银汁，灌固口缝，入于大釜中，煮七复时，常拨动，看油结，打开取药入器中，火消成汁，倾出放冷，其色如金。后入臼中捣之，堪丸，即丸如黄米大。空心，旦暮酒下，或用津液下二十丸。久服保气延年，发白变黑，能除万病。

轻身延年仙术丸方 苍术米泔浸，夏秋三日，春七日，去皮洗净，蒸半日，作片焙干，石臼捣为末，炼蜜为丸，如梧桐子大。每日早晨、日午，酒下五十丸。

枸杞煎方 采枸杞子，不拘多少，去蒂，清水净洗，漉出控干。用夹布袋一枚，入枸杞子在内，于净砧上碓压，取自然汁，澄一宿，去清，石器内慢火熬成煎，取出，磁器内收。每服半匙头，温酒调下。明目驻颜，壮元气，润肌肤，久服大有益。如合时天色稍暖，其压下汁，更不用经宿。其煎熬下三两年并不损坏。如久远服，多煎下亦无妨也。

保镇丹田二精丸方 用黄精（去皮）、枸杞子（各二斤）。

上二味，各八九月间采取。先用清水洗黄精一味令净，控干，细锉，与枸杞子相和，杵碎，拌令匀，阴干，再捣罗为细末，炼蜜为丸，如梧桐子大。每服三五十丸，空心、食前温酒下。常服助气固精，补镇丹田，活血驻颜，长生不老。

万病黄精丸方 用黄精（十斤，洗净，蒸令烂熟）、白蜜（三斤）、天门冬（三斤，去心，蒸令烂熟）。

上三味，拌和令匀，置于石臼内捣一万杵。再分为四剂，每一剂再捣一万杵，过烂取出，丸如梧桐子大。每三十丸，温酒服下，日三，不拘时服。延年益气，治疗万病，久服可希仙位。

却老七精散方 用茯苓（天之精）（三两），地黄花（地之精）、桑寄生（木之精）（各二两），菊花（月之精）（一两三分），竹实（日之精）、地肤子（星之精）、车前子（雷之精）（各一两三分）

上七种，上应日月星辰，欲合药者，以四时旺相日，先斋戒九日，别于静室内焚香修合捣罗为细散。每服三方寸匕，以井花水调下，面向阳服之。须阳日一服，阴日二服，满四十九日，即能固精延年，却除百病，聪明耳目，甚验。地黄花须四月采，竹实似小麦，生蓝田竹林中。

去三尸灭百虫美颜色明耳目雄黄丸 用雄黄（透明如鸡冠，不杂石，捣罗一两）、松香（采明净纯白者，水中煮一二炊，将浮起者取用，如前法）。

上二物和匀，杵为丸，弹子大。每早酒下一丸。服十日，三尸百虫自下出，人面紫黑气色皆除。服及一月，百病自瘥。常须清净，勿损药力。

（节选自《遵生八笺》）

给当代人的养生建议

一、平和质(健康体质)

【特点】 体态适中,面色红润,精力充沛,睡眠良好,二便正常。

【养生原则】 保持良好的生活习惯,维持阴阳平衡。

【建议】

(1)饮食均衡,荤素搭配,多吃五谷杂粮、蔬菜和水果。

(2)适量运动,每周至少进行 150 分钟中等强度的有氧运动。

(3)保持充足睡眠,每晚 7～8 小时。

(4)保持心情愉悦,避免情绪过度波动。

二、偏颇体质

1. 气虚质

【特点】 容易疲劳,气短懒言,易出汗,易感冒。

【养生原则】 补气健脾,增强免疫力。

【建议】

(1)多吃益气健脾的食物,如山药、莲子、红枣、小米等。

(2)适量运动,避免过度劳累。

(3)艾灸足三里、气海等穴位。

2. 阳虚质

【特点】 畏寒怕冷,手脚冰凉,精神不振,易腹泻。

【养生原则】 温阳散寒，补肾壮阳。

【建议】

(1)多吃温阳散寒的食物，如羊肉、韭菜、生姜、桂圆等。

(2)避免生冷寒凉的食物。

(3)艾灸关元、命门等穴位。

3.阴虚质

【特点】 口干咽燥，手足心热，失眠多梦，易便秘。

【养生原则】 滋阴降火，润燥生津。

【建议】

(1)多吃滋阴润燥的食物，如百合、银耳、梨、蜂蜜等。

(2)避免辛辣刺激的食物。

(3)按摩三阴交、太溪等穴位。

4.痰湿质

【特点】 体型肥胖，腹部肥满，口黏苔腻，易困倦。

【养生原则】 健脾利湿，化痰降浊。

【建议】

(1)多吃健脾利湿的食物，如薏米、红豆、冬瓜、荷叶等。

(2)避免油腻甜腻的食物。

(3)适量运动，出微汗为宜。

5.湿热质

【特点】 面垢油光，易生痤疮，口苦口干，大便黏滞。

【养生原则】 清热利湿，解毒化浊。

【建议】

(1)多吃清热利湿的食物，如绿豆、苦瓜、黄瓜、芹菜等。

(2)避免辛辣油腻的食物。

(3)保持皮肤清洁,避免熬夜。

6. 血瘀质

【特点】 面色晦暗,皮肤粗糙,易生色斑,痛经。

【养生原则】 活血化瘀,行气止痛。

【建议】

(1)多吃活血化瘀的食物,如山楂、玫瑰花、黑木耳、红糖等。

(2)避免寒凉生冷的食物。

(3)适量运动,促进血液循环。

7. 气郁质

【特点】 情绪低落,易怒易哭,胸闷胁痛,失眠多梦。

【养生原则】 疏肝解郁,理气安神。

【建议】

(1)多吃疏肝理气的食物,如玫瑰花、陈皮、佛手、薄荷等。

(2)保持心情舒畅,避免情绪波动。

(3)适量运动,如瑜伽、太极等。

8. 特禀质

【特点】 易过敏,易患鼻炎、哮喘等。

【养生原则】 益气固表,祛风止痒。

【建议】

(1)避免接触过敏原。

(2)多吃益气固表的食物,如黄芪、白术、防风等。

(3)适量运动,增强体质。

三、不同年龄阶段

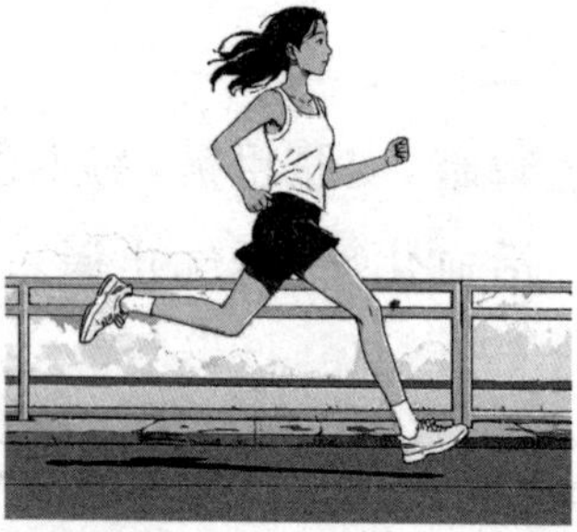

青少年：注重营养均衡，保证充足睡眠，适量运动，避免过度用眼。

中青年：工作压力大，要注意劳逸结合，保持心情舒畅，定期体检。

老年人：饮食清淡易消化，适量运动，保持良好心态，预防慢性疾病。

四、不同职业

久坐办公室：注意坐姿，每隔一小时起身活动一会儿，避免久坐伤身。

体力劳动者：注意劳逸结合，避免过度劳累，注意补充水分和营养。

高强度脑力劳动者：注意用脑卫生，避免过度用脑，保证充足睡眠。

五、其他建议

四季养生：根据季节变化调整饮食和作息。

经络养生：学习一些简单的经络按摩方法，疏通经络，调理气血。

情志养生：保持心情愉悦，避免过度情绪波动。